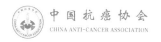

中国抗癌协会
CHINA ANTI-CANCER ASSOCIATION

音乐干预

中国肿瘤整合诊治技术指南（CACA）

CACA TECHNICAL GUIDELINES FOR HOLISTIC INTEGRATIVE MANAGEMENT OF CANCER

2023

丛书主编：樊代明

主　编：钱朝南　何颖蓝

U0244970

天津出版传媒集团

天津科学技术出版社

图书在版编目(CIP)数据

音乐干预 / 钱朝南, 何颖蓝主编. -- 天津 : 天津
科学技术出版社, 2023.2
("中国肿瘤整合诊治技术指南(CACA)"丛书 /
樊代明主编)
ISBN 978-7-5742-0802-5

Ⅰ.①音… Ⅱ.①钱… ②何… Ⅲ.①肿瘤－音乐疗
法 Ⅳ.①R730.59

中国国家版本馆CIP数据核字(2023)第018929号

音乐干预
YINYUE GANYU
策划编辑：方　艳
责任编辑：张建锋
责任印制：兰　毅
出　　版：<u>天津出版传媒集团</u>
　　　　　天津科学技术出版社
地　　址：天津市西康路35号
邮　　编：300051
电　　话：(022)23332390
网　　址：www.tjkjcbs.com.cn
发　　行：新华书店经销
印　　刷：天津中图印刷科技有限公司

开本787×1092　1/32　印张5　字数76 000
2023年2月第1版第1次印刷
定价:48.00元

编委会

丛书主编

樊代明

主　编

钱朝南　何颖蓝

编　委（以姓氏拼音为序）

陈结珍	陈菊英	陈凯荣	陈昱颖	董晓婷	关念红
国智丹	洪　雷	黄　薇	贾艳滨	李华钰	李顺荣
李占江	梁晓盈	梁志峰	林睿鹤	刘明明	卢梦洋
卢　望	彭书峻	苏逢锡	王　斐	王宇翔	王　振
杨　畅	袁太泽	袁子舒	张名明	张晓蓝	张晓颖
赵　鑫	周励光	朱李玲			

目录 Contents

第五章　肿瘤诊疗中音乐干预的介入指征和适用场景

第六章　音乐干预的流程 ·····························059

前言/背景

确诊恶性肿瘤及其诊疗过程常令患者及其家庭陷入应激状态，从而诱发多维度的情绪问题，如绝望感、无助感、无力感、愤怒、内疚、恐惧、焦虑，甚至抑郁。在恶性肿瘤面前，患者及其家属常常难以得到及时有效的心理照护，严重影响患者的生活质量和治疗效果。

据2022年美国NCCN指南收录的调研数据，20%~61%的恶性肿瘤患者有明显的精神压力和心理痛苦。患者的心理痛苦程度可能会因不同疾病的不同发展阶段、不同的治疗部位，或不同的治疗方式而变化。譬如初诊患者很有可能出现焦虑抑郁状态；头颈部肿瘤患者可能因治疗副作用造成的吞咽、呼吸或言语功能损伤而更痛苦；抑郁在预后较差的胰腺癌患者中较为普遍。有研究显示心理痛苦程度与肿瘤患者的死亡率相关，是肿瘤死亡的预测指标之一。心理痛苦也会影响治疗进程，程度较严重的患者与无明显心理痛苦的患者相比，更有可能在发病的第四年放弃治疗。同时，患者也可能因心理困扰而耽误最佳治疗时机。

疼痛、睡眠障碍、心情低落、不安甚至恐惧、抑郁，以及面对反复诊疗所引发的常态化焦虑或心理障碍等都可能加重心理痛苦程度。The Lancet 刊登的基于94

篇访谈数据的整合分析中发现，在30%~40%有情绪并发症的恶性肿瘤患者中，仅5%的患者接受临床心理和精神干预。曾经历过肿瘤治疗的患者即使已获痊愈或带瘤生存，若未经过及时的心理照护，将更易在治疗后出现焦虑抑郁症状。国内文献也指出，长期以来肿瘤临床一直以疾病治疗为中心，对运用合适的干预或措施改善肿瘤患者诊疗过程的心理状态缺乏重视。本指南以医学理念为指导，以身心整合治疗为宗旨，遵循评（assessment）、扶（support）、控（control）、护（protection）、生（survival）为原则，重点关注诊疗过程以及生存或康复期间的身心干预，目标是延长患者的生存时间并提高患者的生活质量。

为预防患者出现心理问题、改善其心理状态、最终促使其尽快回归社会生活，心身治疗专家们已发展了更为多元化的支持性治疗手段。音乐治疗（music therapy，MT）、医疗音乐聆听（music listening as medicine，MLM）和其他与音乐相关的娱乐性干预（other music-based interventions，OMI）已被归入肿瘤照护的支持性治疗，帮助患者及其家属缓解身心症状、改善心理状态和提高生活质量。音乐干预的有效性、艺术性和灵活性体现了科学、艺术与人文相结合的人类智慧。各界人士的认同和推广也使这些音乐干预方法在患者治疗和康复过程中得到广泛应用。然而，在学科发展初期，音乐干预的应用存在专业规范不明确的现象。譬如，对上述三种不同音乐干预模式的临床应用出现了概念上的混淆；忽视了音乐干预的规范流程导致对疗效的评估不准确；实施者的专业资质不能与干预模式相匹配导致了疗效欠佳。国内医疗体系使用音乐干预属起步阶段，绝大多数医务人员并不完全了解对患者正确启动音乐干预的时机和方式，忽略了重要的评估环节、干预手段选择以及干预程度选定等多维度综合考量，最终削弱了疗效。

产生上述现象的原因往往是由于实施者缺乏规范化的系统培训。有鉴于肿瘤诊疗领域应用音乐干预的广泛性和专业性，本指南归纳了医务人员、音乐家、音乐治疗师实施的音乐干预模式，旨在①介绍音乐干预在肿瘤诊疗领域的使用及其机制；②明确音乐治疗、医疗音乐聆听、其他与音乐相关的娱乐性干预三者间的区别与界限，并规范各自在肿瘤诊疗过程的临床应用；③根据患者需求、治疗目标、实施者的教育背景与临床实践能力，以及文献研究和专家建议，为肿瘤诊疗领域现行的三种音乐干预模式设立阶梯式干预体系，明确各模式所需的实施者资质及工作边界（干预范围和程度等）；④总结文献和专家的临床经验，列举启动音乐干预的指征及诊疗场景；⑤规范音乐干预实施者的伦理道德标准。

第一章

历史沿革

古代已有使用音乐影响人类身心健康和行为的尝试。在古希腊，长老们往往在疗愈活动中结合音乐；古代的巫师使用打击乐和圣歌的形式驱走妖魔鬼怪。东西方的古代文献均记载了贤哲对于音乐能疗愈身心的论述。《黄帝内经》论说五音与五脏六腑的关联，认为音乐能影响脏器功能；《乐记》阐述音乐既是人类感性的产物也体现理性之光；柏拉图相信音乐高于其他艺术形式，强调音乐教化育人的功能；亚里士多德则指出音乐可作为情感宣泄和表达的媒介。一战、二战后，美国的医务人员给予罹患创伤后遗症的回国士兵以音乐干预，并获得了缓解症状的疗效。此后，音乐用于治疗便逐渐被广泛认可。

经过多年的探索，音乐在医疗领域的应用也日渐成熟，从单个干预成形的医疗音乐聆听，到以学科形式发展起来的音乐治疗。系统的音乐干预作为非药物治疗有治疗身心和辅助疾病诊疗的功能。这些与心理和康复相关的功能包括调节情绪（压力/焦虑/抑郁/心情低落/易怒），缓解疼痛和不适症状，帮助身心放松，促进情感表达，帮助来访者寻找内心积极资源和与他人建立良好关系的方式，预防心理失衡，提高心理弹性及应对能力，提高依从性，改善就医体验和医患关系，辅助康复过程以及改善生活质量。

第二章

音乐应用于治疗的机制

音乐对脑细胞以及中枢神经系统的影响是音乐干预奏效的关键因素之一。随着科学技术的进步，科学家正在慢慢揭开音乐作用于人类大脑的神秘面纱，积累音乐作用于人体之后产生的各种分子事件的数据。

细胞对音乐的反应不仅取决于声音的性质，还取决于细胞类型及其特殊的细胞内环境。体外实验发现，音乐干预可以诱发乳腺癌细胞 MCF-7 的生长停滞及凋亡。音乐还可以诱导听觉细胞和非听觉细胞的 P53 和 Caspase-3 增多，提示音乐可以通过 P53 信号通路调节细胞的生存能力。

以神经元为基本单位组成的神经系统是机体完成运动、感知觉、自主活动和激素分泌的物质基础，而大脑是其中最为重要的部分。右脑半球功能被电休克暂时抑制时出现音乐旋律的知觉再认功能丧失，提示右脑半球在音乐方面的优势。神经影像学的发展也为音乐与脑功能的关系提供了依据。利用 EEG 和 fNIRS 的同步信号，人们发现音乐可以促进大脑（尤其是前额叶）的活动。它可以激活大脑不同区域（包括扣带回、海马体、下丘脑、下丘腺、杏仁核和前额叶皮质）的大量特定通路，进而改变情绪和行为特征。研究发现仅仅一个音乐和弦

（以三度音程叠加的三个音如 Do、Mi 和 Sol）就可以激活大脑内部负责控制情绪、感知觉和记忆的区域，如杏仁核、压后皮质、脑干和小脑。节拍和节奏激活大脑额叶中负责行为和学习的区域，以及颞叶中负责记忆、联想和听觉的区域，这些激活改变可以在脑电图中显示。功能性磁共振成像也测出，在听音乐时，小脑的认知区域、脑皮层的感知觉区域会对音色产生反应，而大脑负责运动的区域和负责情绪的边缘系统会对节奏和音调产生反应，并对这些信息进行处理。

脑的不同功能区对音乐的应答可以通过内源性激素水平的变化得以实现。音乐干预后，杏仁核与下丘脑之间存在的神经通路可以通过抑制肾上腺素和去甲肾上腺素的分泌，以及诱导外周生成和释放一氧化氮实现减慢心率、降低血压的作用。音乐可以通过刺激下垂体上调内啡肽水平缓解疼痛并通过上调松果体分泌褪黑激素的水平改善受试者睡眠。音乐引发的心理效应及情绪变化可能是通过伏隔核与腹侧被盖区多巴胺的释放而产生作用。麦吉尔大学的研究团队于 2011 年发现聆听悦耳的音乐会促进伏隔核及血液活动中多巴胺的释放量，使人感到心情愉悦，为音乐影响情绪提供了佐证。

感知音乐及音乐沟通能力是一种非语言和复杂的认知技能，并且似乎具有潜在的分子生物学基础。针对全基因组 RNA 表达谱的分析，揭示了音乐聆听和音乐演奏可以调节多种基因的表达活性，这些基因的功能涉及：多巴胺的分泌和转运、神经元可塑性、学习和记忆活动。位于 4 号染色体 q22-q14 的 7 个基因 MAPK10、SNCA、ARHGAP24、TET2、UBE2D3、FAM13A、NUDT9 与感知音乐及音乐沟通的能力密切相关。EGR1、FOS、ARC、BDNF 和 DUSP1 是受大脑感觉和运动行为调节的活性依赖性即刻早期基因（IEGs）。这些研究的结果为我们探索音乐应用于治疗中的分子机制提供了基础。当然，音乐干预背后的分子机制是一个纷繁复杂的网络，目前的探索仍属浅表，尚不能在整体上展示各种因果关系。人们期待未来能有更精准的评估手段去揭示音乐干预的分子机制。

第三章

文献回顾音乐干预对
肿瘤患者的作用

在肿瘤诊治领域，现有NCCN指南及文献均指出，音乐干预（包括音乐治疗MT、医疗音乐聆听MLM和其他与音乐相关的娱乐性干预OMI）主要用于帮助肿瘤患者处理社会心理、躯体症状及康复相关的需求：改善焦虑、抑郁；管理情绪和调节压力；改善社交关系和提高生活质量；减轻疼痛；改善因心理压力、焦虑、环境等造成的心率或呼吸率不稳等现象；缓解因心理因素造成的恶心、呕吐；提高睡眠质量；改善癌因性疲乏；辅助治疗/药物注射/手术过程；辅助康复。

Tsai团队2014年在关于音乐干预缓解肿瘤患者焦虑、抑郁、疼痛和疲乏的荟萃分析中收集了2002年到2012年共367篇相关文章，排除不合条件346篇，最后录入其中21篇采纳相同标准的定量研究进行整合分析。所纳入研究的患者的年龄范围为8至57岁。大部分研究使用个体干预的形式（16/21）、让患者选择音乐（17/21）、以及采用接受式聆听的方法（13/21）。主要采用Hedges g系统分析法计算影响因子，比较对照组与试验组之间的差异。结果显示音乐干预手段能显著缓解肿瘤患者的焦虑（g = −0.553）、抑郁（g = −0.510）、疼痛（g = −0.656）和疲乏（g = −0.422）。亚组分析显示年龄段和患者选择音乐这两个因素会影响焦虑缓解的效果。此篇荟萃分析也指出年龄、性别、文化、教育、兴趣等因素会影响干预的成效。

Bradt团队2016年做的系统性文献回顾，通过总结分析52个关于音乐改善肿瘤患者心理生理健康的随机对照试验（$N = 3731$），发现音乐干预可帮助患者缓解焦虑、疼痛，减轻抑郁、舒缓心率、呼吸率及血压，改善生活质量。结果表明音乐干预可有效对癌症患者的焦虑产生影响，并于斯皮尔伯格状态焦虑量表显示降低平均8.54个单位（95% CI [-12.04, -5.05], $P < 0.0001$）。其中7篇文献（共528位病人）指出音乐治疗可以有效减轻疼痛程度（SMD -0.91, 95% CI [-1.46, -0.36], $P = 0.001$），并可降低麻醉和止痛药物的使用率，缩短住院和康复时间。此外，研究结果还指出音乐干预可能会影响生理指标，如心率、呼吸频率和血压，但不会影响血氧饱和度。有音乐治疗师参与的研究中，患者的生活质量指标有明显改善（SMD 0.42, 95% CI [0.06, 0.78], $P = 0.02$）；而在无音乐治疗师参与的研究中，暂无数据表明患者的生活质量指标得到改善。

与Bradt团队报告的聚焦点稍有不同，Gramaglia团队2019年总结音乐干预改善成人肿瘤患者手术、化疗或放疗时的焦虑、抑郁、疼痛与生活质量的效用，最终筛选了40篇随机对照干预和非随机对照试验的研究成果。在39个附有详细干预信息的研究中，28个研究使用了接受式音乐干预手段，9个研究结合了接受式与互动式的音乐干预手段，另外2个使用积极互动式的干预手段；大部分研究（34个）使用个体治疗形式进行干预；在干预手段的选择上，12个研究由具有资质的音乐治疗师进行音乐治疗，19个研究由医务人员实施医疗音乐聆听（无音乐治疗师参与），8个研究既检测医疗音乐聆听也检验音乐治疗干预手段的效用，另外1个研究没有给出详细的干预信息。干预的频次根据研究终点而异，23个研究中干预组患者实施治疗的次数为1到4次不等，3个研究以5到8次为一疗程，也有3个研究持续进行了8次以上的治疗课程以测试某种治疗方法的效用。总的看来，单节治疗课程平均时长为31.93分钟（15~90分钟），治疗频率有单次的、一周1次、一周2次、一周5次、每天1次、每天2次，大部分治疗在医院病房进行，也有部分在化疗门诊、患者家中、安宁疗护机构、重症加护病区、门诊诊室或放疗间进行，结果分析，在26个干预焦虑状态的试验中，有20个研究（74.1%）报告音乐干预能显著缓解肿瘤患者的焦虑状态。分析中发现，焦虑程度降低与治疗的次数、是否使用患者喜欢的音乐及所用的技巧之间都无显著相关性，而由音乐治疗师制定的干预手段与焦虑程度降低之间有显著的相关性。即与非音乐治疗师实施的干预手段相比，由音乐治疗师实施干预手段对缓解患者的焦虑症状有更显著效果。在16个测试音乐干预对抑郁作用的研究中，12个研究（75%）显示在音乐干预下肿瘤患者的抑郁症状有显著改善，而且音乐干预可能对缓解乳腺癌患者的抑郁情绪有显著效果。在13个关于疼痛干预的试验中，9个研究表示音乐干预能有效缓解疼痛。需要注意的是，现有关于音乐镇痛的研究中，入组对象多为乳腺癌患者。在对生活质量干预的效用评估中，有6个试验报告患者生活质量得到了改善，而且使用音乐治疗干预手段与提高生活质量之间有显著相关性。

Hilliard 2005年分析了11篇与安宁疗护音乐治疗相关的定量研究，初步证据提示音乐治疗对安宁疗护阶段的肿瘤患者有积极作用，能有效地帮助他们缓解焦虑、改善心情、减轻疼痛、提高生活质量和稳定生命体征

（如心率、呼吸率和血压）。即使在患者处于昏迷、微意识状态也可使用音乐干预去改善其生命体征，通过音乐引起感官共鸣和与治疗师互动的方式增强其对现实/外界的联系感。

关于儿童肿瘤患者，Da Silva Santa 团队 2021 年分析 11 个纳入 1 月龄至 18 周岁儿童肿瘤患者的随机与非随机对照临床试验（N=429）。入组儿童的疾病类别包括白血病、骨肉瘤、中枢神经系统肿瘤、非霍奇金淋巴瘤、尤文氏肉瘤和视网膜母细胞瘤。11 个研究里实施音乐干预的人员可能是音乐治疗师（占 5 个研究）、护士、教育工作者、社工、心理治疗师、医师或物理治疗师。荟萃分析的结果显示，与对照组相比音乐干预在化疗、干细胞移植、腰椎穿刺术和放疗过程中，能有效地帮助儿童肿瘤患者减轻疼痛（SDM −1.51, 95% CI [−2.7, 0.26], N = 160, I2 = 90%）、缓解焦虑（SDM −1.12, 95% CI [−1.78, 0.46], N = 199, I2 = 77%）、改善睡眠质量和提高生活质量（SDM −0.96, 95% CI [−1.17, 0.74], N = 402, I2 = 3%）。报告也总结，此次纳入的研究使用了患者喜欢的音乐或音乐治疗师选择的音乐；使用了互动式的和接受式的音乐干预，有的也结合心理干预或睡眠卫生教育进行干预；

单次干预的平均时长为30.6分钟；干预频次为单次到持续一个月每天1~2次不等。

上述前瞻性研究以及荟萃分析显示：①音乐干预手段对肿瘤患者的作用包括减缓疼痛、焦虑，以及提高生活质量等；②在儿童患者接受肿瘤诊治的过程中介入音乐干预，有利于改善其就诊经历、缓解痛苦，同时提高其生活质量；③提供干预时需要考虑患者的个体因素（年龄、性别、文化、教育、兴趣等）；④音乐干预的方式和形式以及患者对该方式的接受程度也会影响最终的疗效；⑤音乐治疗师提供的治疗或许能更好地获得疗效；⑥其他有助于提高疗效的因素还包括让患者参与选择音乐的过程，动态调整治疗时长、介入时机，以及在病程早期实施音乐干预。

第四章

肿瘤诊疗领域使用的音乐干预

针对肿瘤患者的音乐干预是医疗领域音乐干预的重要部分。文献指出有三种主要的音乐干预模式：音乐治疗（music therapy，MT）、医疗音乐聆听（music listening as medicine，MLM）以及其他与音乐相关的娱乐性干预（other music-based interventions，OMI）。三者都是以音乐作为载体进行干预的心身医疗。医疗音乐聆听的标准化和易于操作的特征更适应于随机对照试验设计，因此现有大部分关于音乐对肿瘤患者身心状态效用的文献，集中于医疗音乐聆听的干预研究。这些研究成果也显示了单纯聆听音乐即可发挥效用。其他与音乐相关的娱乐性干预，其原理与上述的医疗音乐聆听相似，仅形式上有所区别，对患者的作用也有相似之处。在医疗环境中，医务人员及来访者（患者）很容易误以为MLM与OMI即为音乐治疗。然而，在临床实践中，MLM和OMI与音乐治疗有本质区别，干预的范围和程度截然不同。三种音乐干预模式对干预实施者有不同的资质要求，各自干预的层次和深度不同，治疗目标也不尽相同。本指南把MT、MLM、OMI三种音乐干预模式统称为肿瘤诊疗领域使用的音乐干预（music-based interventions in oncology），明确医务人员和音乐家使用音乐干预与音乐治疗师实施音乐干预之间的界限和定义，并规范其临床要求。

一、音乐治疗、医疗音乐聆听、其他与音乐相关的娱乐性干预

参考 Stegemann 等 2019 年对医疗领域使用音乐干预的总结，本指南将应用于肿瘤诊疗领域中的音乐干预模式分类呈现于图 1。请特别留意干预目标和实施者资质。

总称	肿瘤诊疗领域使用的音乐干预		
干预模式	音乐治疗 MT	医疗音乐聆听 MLM	其他与音乐相关的娱乐性干预 OMI
评估	诊疗流程评估+个性化评估	诊疗流程评估或无评估	无评估
干预目标	结合患者当下状态与需求设定与心理相关的目标（支持层次、再教育层次、重构层次）或与功能康复相关的目标	改善体验感、缓解负性情绪	改善体验感、缓解负性情绪、娱乐
患者任务	与治疗师共同经历结合个性化需求的音乐体验	欣赏音乐	参与/欣赏音乐活动
作用元素	患者、音乐、具备资质的音乐治疗师	选好的音乐	与音乐相关的活动
实施者资质	具备资质的音乐治疗师	医务人员	医务人员、音乐专业人士等

图 1 肿瘤诊疗领域使用的音乐干预

（一）概念上的区别

医疗音乐聆听是一项干预手段，特指无音乐治疗专业训练背景的医务人员在医疗环境中播放选定的音乐以

鼓励和慰藉患者。其他与音乐相关的娱乐性干预，特指无音乐治疗专业训练背景的医务人员或音乐家在医疗环境中为患者提供音乐活动。两者均注重形式上使用音乐，而非遵循心理学规律的系统性干预。事实上，音乐治疗是整合多学科知识形成的应用学科，在临床上是需要结合多维度因素定制的治疗模式，同时也是一种系统性使用音乐干预的治疗方法。美国音乐治疗协会定义其为"具备资质的音乐治疗师在与来访者建立了疗愈关系的前提下，使用有循证医学证据的音乐干预手段帮助来访者实现个性化目标的过程。"关于国内音乐治疗的现状，请见本章"音乐治疗概况"相关内容。

（二）干预原理的区别

医疗音乐聆听依靠音乐本身对人的影响来调节情绪。其他与音乐相关的娱乐性干预项目，往往是由医务人员或音乐家提供各种音乐活动，以歌唱、演奏、表演等方式引起个体对音乐本身的共鸣，从而起到娱乐身心和放松的效果。音乐治疗是治疗师运用音乐的不同形式及其中不同元素（如旋律、节奏/韵律、言语文字/歌词、和声、音色、速度、强弱变化、曲式），并结合适当的心理或康复干预手段为患者进行有计划、有目的的治疗，强调治疗的方法、治疗的逻辑、治疗中的疗愈关系以及过程中的实时评估。

不同的干预原理使音乐治疗与MLM和OMI干预的实施路径不同。以三者都采用的音乐聆听干预为例：MLM与OMI一般使用文献推荐或商业定义为放松、助眠或娱乐性的音乐来帮助患者放松和缓解负性情绪，由实施者播放或让患者从音乐库中选择播放，聆听过程依靠患者自身对音乐的使用习惯和理解来进行自我调节。相反，音乐治疗中，聆听音乐是一个动态过程。治疗师评估患者当下状态来设定干预目标，可能先运用同步原则（iso-principle）去选取合适的音乐匹配患者状态，再根据治疗目标的指向和具体情况选择以下一种方式处理：① 逐步引导（entrain）患者达到目标状态（平静、心情改善等）；② 使用与患者当下状态反差较大的音乐元素吸引其注意力；③ 交替使用反差明显的音乐以达到治疗效果。音乐治疗过程中干预的范围和深度随治疗目标和持续评估的反馈进行动态调整。而且，针对同一干预目标的不同患者，治疗师使用的干预手段也需考虑患者的差异性进行个性化处理。

（三）干预形式的区别

医疗音乐聆听以音乐聆听为主要手段。其他与音乐相关的娱乐性干预一般是定期（月度、季度或者年度）邀请医务人员或音乐家为患者及其家属表演，作为调节医疗环境氛围的艺术活动。从形式上观察，音乐治疗也使用歌唱、演奏等方式，但其治疗原理和治疗目标，以及干预的深度和广度均与前两者截然不同。更为重要的是，音乐治疗要求治疗师的干预实施依据患者的实际情况进行灵活调整。为了准确掌握患者的实际情况变化，专业的实时评估就不可或缺了。

（四）干预目标的区别

从音乐干预对心理产生影响的角度看，干预目标可分为三个层次：支持性层次（supportive level）、内省再教育层次（re-educative level）以及内省重构层次（re-constructive level）。不同层次的干预目标决定了干预的程度和范围不尽相同。支持性干预着眼于改善现状、缓解负影响以及增强内心力量，但不直接探索或剖析心理活动的本质。以内省再教育为目标的干预使用音乐结合言语的形式，调动个体意识和认知层面的资源（行为、想法和感觉），对隐藏于表象的动机本身进行处理。内省重构为目标的干预则以个体成长经历中未得到妥当处理的议题（经历/想法/情感）为介入点，使用音乐/言语的不同形式逐渐深入其潜意识层面，对其内在心理世界进行探究、修通和解释，从而促使其性格的重构，从根本上解决当下的心理困境。

在医疗环境中，支持性层次的干预目标很常见且很重要。医疗音乐聆听和其他与音乐相关的娱乐性干预属于实现支持性目标的干预，有助于改善患者身心状态、缓解医疗环境的紧张氛围。相比之下，音乐治疗依据患者当下的状态与需求可以实现不同层次的干预目标（支持性层次、再教育层次、重构内省层次）。

有别于医疗音乐聆听和其他与音乐相关的娱乐性干预，音乐治疗的干预目标还可以超越心理范围，实现言语认知、感觉运动及脏器功能等生理功能的维持和康复。例如神经音乐治疗技术就是一种以肢体运动复健、言语功能恢复及认知相关能力训练为主要干预目标的音乐治疗方案。

（五）干预元素的区别

医疗音乐聆听的干预元素为音乐本身。其他与音乐相关的娱乐性干预的作用元素是音乐活动、音乐表演。而音乐治疗的干预早已不仅仅注重音乐聆听或音乐活动，也绝不以娱乐身心为主。音乐治疗是系统化地使用经循证医学验证的音乐干预的过程。依据评估和干预目标，音乐治疗的所有干预手段都强调以下元素的整合：音乐、患者和受训治疗师三者间交互作用；治疗师与患者间相互信任且平等的疗愈关系；音乐与患者的关系；音乐要素和形式于治疗中的合理运用；音乐在治疗中的功能（如启发、承载和疗愈）；患者对音乐的反馈以及治疗师对音乐部分与非音乐部分的处理。

（六）实施者资质的区别

医疗音乐聆听可由医生、护士和技师依据其自身专业素养及患者需求进行音乐聆听的推荐或在医疗环境中直接为患者播放背景音乐。其他与音乐相关的娱乐性干预可由医务人员或音乐家实施。音乐治疗则必须由具备执业资质的注册音乐治疗师实施。

二、音乐治疗概况

音乐治疗于1944年被美国密歇根大学列为学术课程，随后逐渐发展成一门整合音乐学、心理学、医学、教育学等多种学科为一体的交叉学科，衍生出多种治疗方法，譬如认知行为音乐治疗、心理动力音乐治疗、人本主义音乐治疗、诺道夫·罗宾斯音乐治疗、环境音乐治疗等。经过近80年的发展，音乐治疗已形成系统的教学模式、多样化的研究方向、兼具科学性和实践性的学科理论和有效可行的治疗模式，其研究和应用范围囊括孤独症谱系障碍、功能障碍、癫痫、精神心理健康、肿瘤（儿童、青少年、成年人、老年人）、呼吸道症状、心肺功能、慢性疼痛、糖尿病、头痛、诊疗过程中的疼痛/焦虑/压力、术前焦虑和术后躁动现象、化疗期间恶心呕吐、分娩和产后恢复、神经康复（包括创伤性脑损伤、阿尔茨海默症、卒中、帕金森病、言语障碍等）、意识障碍（昏迷、无反应觉醒综合征、微意识状态）、安宁疗护、新生儿照护（包括新生儿重症监护）、学生心理健康和健康人群的身心健康等。

人们针对学科发展规划、研究趋势以及临床应用规范，成立了国际认可的行业委员会（如 American Music Therapy Association 和 World Federation of Music Therapy 等）、音乐治疗的临床研究和理论研究期刊（如 Journal of Music Therapy、Nordic Journal of Music Therapy 和 Music Therapy Perspectives 等）以及音乐治疗师的资质认证机构（如 Certification Board for Music Therapists）。

（一）音乐治疗在肿瘤诊疗领域的应用

音乐治疗是具备循证医学证据的治疗模式，在肿瘤诊疗领域的应用已自成一套标准化的介入和治疗流程。大量实证研究也支持系统的音乐干预能有效地帮助不同疾病和不同症状的患者。针对肿瘤患者，音乐治疗的治疗目标一般包括心理疏导（改善焦虑、抑郁和精神压力）、改善睡眠质量、增进社交和改善人际关系（家庭、医患等）、调节生理指标、提高生活质量（治疗中、治疗后、姑息治疗和安宁疗护）和康复（感觉运动、脏器功能、言语交流、认知、社会心理）。

（二）音乐治疗师资质及相关技术培训

目前的认识误区包括：无音乐治疗培训背景的人士自称音乐治疗师；以为音乐家即音乐治疗师；误认为在医疗机构内有音乐的场景即音乐治疗；误解音乐治疗为娱乐项目；认为患者本身需要懂音乐才能接受音乐治疗。这些误区源于人们混淆了音乐治疗与音乐教育和音乐表演之间的区别。音乐治疗师往往拥有有音乐专业的学习背景，也是音乐人，然而并非所有专业学习过音乐的音乐家（如音乐教育者、音乐表演者、音乐学学者、音乐歌唱家、某种乐器表演者）都可以胜任音乐治疗师。

美国音乐治疗协会于1999年始对符合执业资格的音乐治疗师设有三方面的考核标准：音乐能力（音乐史、乐理和视唱、创作与编曲、音乐技能、指挥技巧、律动）；临床基础能力（多学科知识的运用、治疗应用原则、建立疗愈关系）；临床实施能力（治疗基础和原则、患者评估、治疗计划、治疗实施、治疗评价、归档、结束疗程、多学科合作、督导和管理、职业道德、研究方法）。详情请参考音乐治疗专业能力要求：https://www.musictherapy.org/about/competencies/。

立足肿瘤诊疗国内现状及工作要求，也参照美国音乐治疗协会对执业音乐治疗师的基本要求，一位具备专业资质的音乐治疗师应该具备以下条件：①音乐治疗相关专业本科或研究生以上学历；②在校期间所修课程囊括以下专业知识：音乐基础知识、专业相关临床知识（治疗应用人群、治疗基础原则、疗愈关系等）、音乐治疗核心课程及原则（音乐治疗干预手段、音乐治疗评估、音乐治疗实践等）、心理学、生物学和基础的调查研究方法等；③在具备资质的音乐治疗师的督导下接受实习考核不少于1200小时。在肿瘤医院提供治疗的音乐治疗师，还应具备如下素质：①了解常见肿瘤的临床表现；②了解常见肿瘤的治疗方法及其并发症；③熟悉肿瘤患者的常见心理困扰；④熟悉住院和门诊的各项医疗流程。

在肿瘤诊疗领域中为患者进行音乐治疗需要专业且系统化的学习以及扎实的临床实践经验。国内外已有多所高校独立设置音乐治疗学位的专业学习或相关专业方向的学习，如中央音乐学院（本硕音乐治疗专业方向）、南京特殊教育师范学院（本科音乐治疗专业）、纽约大学（本硕博音乐治疗专业）、天普大学（本硕博音乐治疗专业）和墨尔本大学（本硕博音乐治疗专业）。现有国际承认的音乐治疗师资格证书包括美国 Certification Board for Music Therapists 行业机构（CBMT）认证的音乐治疗师 Board-Certified Music Therapist（MT-BC）、英国 Health and Care Professions Council 认证的音乐治疗师（HCPC）、加拿大 Canadian Intellectual Property Office 行业机构认证的音乐治疗师 Certified Music Therapist/Music Therapist Accredited（MTA）、澳大利亚 Australian Music Therapy Association（AMTA）认证的 Registered Music Therapist（RMT）。国内对于音乐治疗师资质认证的模块仍处于规范化阶段。

国际承认的音乐治疗技术培训认证包括神经康复音乐治疗（Neurologic Music Therapy，NMT）及其高阶培训（即 fellowship）、The Bonny Method of Guided Imagery and Music（BMGIM）的一阶、二阶和三阶培训、Nordoff-Robbins Music Therapist 诺道夫—罗宾斯音乐治疗师一阶、二阶和三阶培训、NICU Music Therapist 初生婴儿深切治疗部注册音乐治疗师培训等。部分音乐治疗技术的培训面向其他专业背景人员开放（如 NMT 技术），即完成这些音乐治疗技术仅表明掌握该项技术，不代表受训者为音乐治疗师。以下为部分音乐治疗专业技术培训的参考网站：

① 神经康复音乐治疗师培训

https：//nmtacademy.co/training-opportunities/nmt-fellowship-training/

② 诺道夫—罗宾斯音乐治疗师培训

https：//steinhardt.nyu.edu/nordoff/training-programs

③ 初生婴儿深切治疗部注册音乐治疗师培训

https：//music.fsu.edu/music-research-centers/nicu-mt/nicu-mt-certificate/ or

http：//musictherapy.biz/nicu-mt/

④ The Bonny Method of Guided Imagery and Music（有多个培训渠道）

https：//www.ami-bonnymethod.org/find-a-training

第五章

肿瘤诊疗中音乐干预的
介入指征和适用场景

一、介入指征

本指南总结文献和专家的临床经验，列举启动音乐干预的指征（表1至表4），医务人员、患者及其家属发现其中一种情况，即可向音乐干预实施者提出需求。

表1 社会心理表现或症状

社会心理表现/症状	程度	音乐干预	结合其他治疗/药物治疗	相关文献（部分）
焦虑	轻度	√		Bradt et al. 2013；Bulfone et al. 2009；Riba et al. 2022；Greco 2013
	中度	√	依患者情况定	
	重度	√	√	
抑郁	轻度	√		Chen et al. 2021；Jasemi et al. 2016；Tsai 2014
	中度	√	依患者情况定	
	重度	√	√	
其他情绪/行为表现	1.自诉有些紧张，但未达到轻度焦虑状态；2.自诉心情低落，但还未达到轻度抑郁状态；3.愤怒 4.表现有心理压力或自诉有心理压力 5.依从性欠佳	√	依患者情况定	Bradt et al. 2016；Riba et al. 2022；Palmer et al. 2015

社会心理表现/症状	程度	音乐干预	结合其他治疗/药物治疗	相关文献（部分）
社交状态	独居、离异、孤寡、住院期间无陪人	依患者情况决定 *推荐中晚期阶段的患者	依患者情况定	Chanda & Levitin 2013
生活质量	多维度考量（身心状态、睡眠、社会支持、精神支持等）	依患者情况决定 *推荐中晚期阶段的患者	依患者情况定	Dans et al. 2022；Hilliard 2003；McConnell et al. 2016

*请注意，对应上述指标的建议主要适用于无精神疾病历史的患者，如有精神疾病历史需更综合地评估。

表2　躯体症状

躯体症状	程度/表现	音乐干预	结合其他治疗/药物治疗	相关文献（部分）
阿片类药物初治患者的疼痛管理	轻度（1-3）	√	依患者情况定	Bradt et al. 2014；Lin et al. 2020；Gutgsell et al. 2013；Want et al. 2015
	中度（4-7）	√	√	
	重度≥8	√（优先考虑药物治疗）	√	

躯体症状	程度/表现	音乐干预	结合其他治疗/药物治疗	相关文献（部分）
阿片类药物耐受患者的疼痛管理	轻度（1–3）	√	依患者情况定	Bradt et al. 2014；Lin et al. 2020；Gutgsell et al. 2013；Wang et al. 2015
	中度（4–7）	√（优先考虑药物治疗，推荐中晚期患者结合音乐干预）	√	
	重度≥8	√（优先考虑药物治疗，推荐中晚期患者结合音乐干预）	√	
心率和/或呼吸率不稳	1.因心理压力、焦虑、环境等造成的 2.慢性阻塞性肺部疾病 3.术前肺功能不佳需要锻炼	√	依患者情况定	Haun et al. 2001
血压较平时高	因心理压力、焦虑、环境等造成	√	依患者情况定	Schaal et al. 2021

音乐干预

第五章　肿瘤诊疗中音乐干预的介入指征和适用场景

续表

躯体症状	程度/表现	音乐干预	结合其他治疗/药物治疗	相关文献（部分）
恶心、呕吐	（预期性的）恶心、呕吐	√ 周期疗程	依患者情况定	Karagozoglu et al. 2013；Lesiuk 2016
睡眠质量	PSQI > 5	√ 周期疗程	依患者情况定	Jespersen et al. 2019
癌因性疲惫	癌因性疲惫的评估	√ 周期疗程	依患者情况定	Chen et al. 2021；Jankowski et al. 2022

表3　诊疗过程

诊疗过程	适应范围	音乐干预	结合其他治疗/药物治疗	相关文献（部分）
磁共振检查过程	轻度以上焦虑、恐惧	√	依患者情况定	Yoon et al. 2016
	改善患者对诊疗过程的体验感	√	依患者情况定	Walworth 2010
经外周静脉穿刺中心静脉置管术 PICC	焦虑评测达中度焦虑及以上 *推荐儿童患者（Zhang et al. 2022）	√	依患者情况定	Zhang et al. 2022；Mou et al. 2020

诊疗过程	适应范围	音乐干预	结合其他治疗/药物治疗	相关文献（部分）
输液港植入术 Port-a-Cath	降低血压和心率	√	依患者情况定	Schaal et al. 2021
化疗	焦虑中度及以上（或中国 C-STAI 达 39.18 分）	√ 周期疗程	依患者情况定	Bulfone et al. 2009；Karagozoglu et al. 2013；Lesiuk 2015；Lin et al. 2011
放疗模拟定位	有焦虑状态（STAI-S 达 39.1 分）、有心理痛苦的表现（SDT 达 3.2 分）	√	依患者情况定	Nardone et al. 2020；O'steen et al. 2021；Rossetti et al. 2017；
放疗	有焦虑状态（如 STAI-S 达 42 以上）*推荐儿童患者（O'Callaghan et al. 2007）	√	依患者情况定	Hanedan Uslu 2017；O'Callaghan et al. 2007

续表

诊疗过程	适应范围	音乐干预	结合其他治疗/药物治疗	相关文献（部分）
围术期	焦虑状态达中度及以上（Global Anxiety – VAS 达64.8以上）*推荐乳腺癌患者	√	依患者情况定	Bradt et al. 2013；Palmer et al. 2015

　　肿瘤患者自身可能有基础疾病，本指南简要归纳文献推荐音乐干预于其他疾病/症状的介入时机（以音乐治疗干预为主），见表4。

表4　其他疾病/症状

其他疾病/症状	适应范围	音乐干预	结合其他治疗/药物治疗	相关文献（部分）
精神疾病	中度及以上的社交恐惧；抑郁症；焦虑症	√ 音乐治疗周期疗程	√	Degli et al. 2016；Egenti et al. 2019；Jang 2021；Mössler K et al. 2011

其他疾病/症状	适应范围	音乐干预	结合其他治疗/药物治疗	相关文献（部分）
阿尔茨海默症	痴呆伴发精神行为障碍BPSD（错觉、激动、焦虑、冷漠、易怒、脱离常轨的活动、晚间干扰行为等）	√ 音乐治疗周期疗程（如神经康复音乐治疗）	√	Gallego & Garcia 2017；Raglio et al. 2008
慢性阻塞性肺部疾病	抑郁、焦虑、呼吸困难、血压	√ 音乐治疗周期疗程	√	Canga et al. 2015；Huang et al. 2021
特需人群（身心发育和学习障碍、孤独症谱系障碍等）	社交障碍、交流障碍（接受式和表达式言语沟通）、情感表达障碍	√ 音乐治疗周期疗程	√	Geretsegger et al. 2014；Gold et al. 2006；Reschke-Hernández, 2011；Sprio et al. 2018

其他疾病/症状	适应范围	音乐干预	结合其他治疗/药物治疗	相关文献（部分）
帕金森病	运动迟缓、运动机能的改善、情感表达、日常活动实施能力、生活质量	√ 音乐治疗周期疗程	√	Pacchetti et al. 2000
意识障碍（昏迷、无反应觉醒综合征、微意识状态）	促进清醒，改善呼吸率，增强眼神接触	√	√	Thaut & Hoemberg 2014；GriMLM & Kreutz 2021
创伤性颅脑损伤	改善呼吸率、心率、血压；改善情绪、社交；改善认知功能和执行能力	√ 音乐治疗周期疗程	√	Thaut et al. 2009；Froutan et al. 2020
卒中	改善运动机能、言语康复和认知功能训练（实施能力等）、抑郁、焦虑	√ 音乐治疗周期疗程（如神经康复音乐治疗）	√	Kim et al. 2011；Thaut & McIntosh 2014

*周期疗程：建议相关疾病/症状的患者定期接受治疗，以每周1~2次，每4、6、8、12次为一个疗程规划治疗。

推荐意见

（1）有鉴于心理状态的易变性，患者的心理状态随时可能因无法避免的内外动因而发生量变或质变，因此建议选取多个节点进行评估，并据此选择合适的干预手段。

（2）建议音乐治疗师跟随医生查房，在必要时为患者作相关评估。

（3）患者的需求可能与疾病进程无关。疾病只是心理状态/情绪变化的触发点，患者自身生活可能已经处于需要干预的状态，建议通过评估决定介入干预的程度（参考第七章"阶梯式干预体系"）。

二、适用场景

当出现上述介入指征，实施者可根据评估结果选择合适的音乐干预（阶梯式干预体系）介入。以下为各临床情景使用音乐干预的参考介入时机，具体情况根据患者病情、肿瘤治疗方案及其他医疗团队成员的意见作调整。

（一）围术期

外科手术往往会给患者带来心理负担，譬如术前患者容易陷入焦虑状态，导致睡眠障碍和精神不济；术后患者可能因疼痛与不适，或是生理功能上的缺失而心理痛苦程度加深。在围术期介入合适的音乐干预能缓解术前焦虑恐惧，减轻术后疼痛（即减少止痛药物的用量）和减少因全麻导致的恶心呕吐，提升心理弹性，同时提高术后康复质量，实现术后快速康复。

部分术后患者即使自评无焦虑抑郁，也可能因对术后不可避免的身体痛苦缺乏心理准备，导致身体处于紧绷状态而不自知，进而引起睡眠障碍、情绪不佳、不愿说话、不愿活动、易怒、食欲不振等问题，影响康复过程。医务人员应及时评估患者状态，适时引入预防性干预，如音乐引导放松。建议常态化介入术前术后的音乐心理评估。

1.围术期的介入时机（全麻手术）

（1）术前评估。

*术前焦虑或心理痛苦程度达中度及以上，如心理痛苦温度计自评（distress thermometer，DT）达4分及以上的患者，建议于围术期使用音乐干预。

（2）术前交接等候区/麻醉前。

（3）复苏期间（如果患者不需要转去ICU）。

（4）术后查房对患者身心状态进行再次评估，根据患者的状态判断是否应作进一步干预。

2.围术期的介入时机（局麻手术，如活检手术、微创旋切术等）

（1）术前评估。

*患者术前DT达4分及以上，建议于围术期使用音乐干预。

（2）术前交接等候区至手术开始前。

（3）手术进行中以及等待快速冰冻结果期间，实施者配合医生与护士，依具体情况选择合适的干预方式缓解患者的负性情绪并稳定其心理状态。

（4）术后查房对患者身心状态进行再次评估，根据患者的状态判断是否应作进一步干预。

3.PICC置管术与输液港植入术

PICC置管术与输液港植入术的音乐干预介入时机：

（1）术前进行身心状态筛查，一般以焦虑、心理压力、疼痛和生命体征为参考指标。

*患者术前DT达4分及以上，建议全程干预。

（2）术中可依据评估结果和患者当下状态选择合适的方式进行音乐干预。

（二）化疗

化学治疗是肿瘤治疗的常规手段，其带来的不适感和副作用会对患者的身心造成一定影响。恶心呕吐对患者的情感、体力、交流能力都会产生明显的负面影响，也可能造成电解质紊乱、营养失调、体重减轻，加重患者对治疗的恐惧。这不但降低患者的生活质量和削弱其对治疗的依从性，甚至导致其终止治疗。由于呕吐产生的原因复杂，除了药物本身的直接催吐作用外，患者的主观判断和感知都有可能加重恶心呕吐的症状。因此，积极、合理的预防和处理肿瘤治疗相关的恶心呕吐，将为肿瘤治疗的顺利进行提供保障。

对于缓解化疗所致的恶心、呕吐、负性情绪，国际肿瘤护理指南提倡在适当时候采用非药物治疗手段进行干预，音乐治疗便成为一个重要选项。此类创造性艺术治疗可融合认知行为疗法与病理生理知识，以艺术形式的心理干预手段来缓解恶心呕吐症状及伴随的负性情绪。干预时机可以在化疗前、化疗中和/或化疗后，也可在整个化疗阶段适时介入。常用干预手段有音乐聆听、音乐引导正念训练（mindfulness-based music therapy，MBMT）、引导想象与音乐（GIM）和其他接受式与互动式的音乐干预。

（三）放疗

许多患者会在首次接触放疗，即进行放疗模拟定位时感到紧张或焦虑。而且在接下来的疗程中，患者也可能因身体不适、疲惫或日常生活被打乱而引起不同程度的心理痛苦。建议定期评估患者的身心状态（焦虑和抑郁的程度），适时考虑在放疗阶段的前、中、后融入音乐治疗或其他音乐干预，帮助患者表达自我情感（愤怒、悲伤、焦虑）和调节身心状态。

1.放疗模拟定位时的介入时机

（1）模拟定位前进行身心状态筛查，一般以焦虑、心理压力、疼痛和生命体征为参考指标。

*患者自评DT达4分及以上，可建议全程干预。

（2）需要全程干预的患者在模拟定位前接受至少30分钟的音乐治疗评估和引导放松干预。

（3）在定位期间可使用音乐聆听的方式帮助患者缓解负性情绪。

2.后装放射治疗时的介入时机

（1）治疗前进行身心状态筛查，一般以焦虑、心理压力、疼痛和生命体征为参考指标。

*患者自评DT达4分及以上，可建议全程干预。

（2）需要全程干预的患者在后装放射治疗前接受至少15分钟的音乐治疗评估和引导放松干预。

（3）在患者等待期间可以开始干预。

（4）医生操作后，等待方案期间，也可以使用音乐干预。

（5）在后装治疗后，患者回到等待区/复苏区也可以使用音乐干预。

（四）疼痛管理过程

在患者接受疼痛管理期间，结合非药物治疗的音乐干预可更有效地帮助患者缓解疼痛和提高其对疼痛的耐受度。实施者会在音乐干预中融入放松技巧、分心、应对技巧训练或认知行为疗法等策略，具体的干预手段包括音乐引导放松、音乐与想象、即兴音乐创作和音乐聆听等。使用这些干预策略前，实施者需要给患者做好宣教工作，让患者在过程中积极参与和学习。

（五）检查过程中

针对肿瘤诊疗的常规检查也有可能引起患者不安、恐惧、焦虑等负面情绪，对其心理健康和生活质量造成负面影响。

1.磁共振检查期间

磁共振成像（magnetic resonance imaging，MRI）扫描是肿瘤医学常用的影像学检查手段。检查过程要求患者在狭小空间内固定姿势30分钟以上并忍受噪音，这可能会加重本已接受多重身心考验的患者的心理痛苦。改善患者因MRI扫描引起的负面情绪（如焦虑、心理压力等），有助于患者顺利地完成扫描、改善患者的诊疗体验。事实上，从细节开始对患者的身心状态进行干预，可逐步增加患者对后续诊疗的信心。

磁共振检查时的音乐干预介入时机：

（1）磁共振检查前（或在护士宣教时）进行身心状态筛查。

*患者自评DT达4分及以上，可建议全程干预。

（2）需要全程干预的患者在检查当天至少提前15分钟到医院进行音乐治疗评估和接受放松引导。

（3）在检查期间可使用音乐聆听的方式帮助患者缓解负性情绪。

2.胃肠镜检查

全麻下胃肠镜检查中的音乐干预介入时机：

（1）检查前进行身心状态筛查。

*患者自评DT达4分及以上，可建议在检查前和检查后使用音乐干预。

（2）检查前进行音乐引导放松干预。

（3）复苏期间也可以进行音乐干预。

局麻胃肠镜检查中音乐干预的介入时机：

（1）检查前进行身心状态筛查。

*患者自评DT达4分及以上，可建议全程干预。

（2）对于全程干预的患者，实施者需在检查前为其进行音乐治疗的评估和干预。

（3）检查期间，治疗师配合医生与负责指导语的护士帮助患者缓解负性情绪和放松身体。

（4）复苏期间也可以进行音乐干预。

（六）安宁疗护

在安宁疗护阶段，肿瘤患者往往会更深入地思考关于自我、生命终点、重要的人际关系、人生意义等议题。建议由熟悉此阶段患者需求的音乐治疗师进行治疗。治疗师可通过以下音乐干预手段给予支持：

（1）接受式方法（receptive methods）的干预手段包括音乐聆听（music listening）、歌曲选择（song choice）、歌词分析（lyric analysis）、音乐调频（entrainment）和

音乐与想象（music and imagery）。

（2）创造式方法（creative methods）的干预手段包括歌曲写作（songwriting）、乐器即兴演奏（instrumental improvisation）、声乐即兴（vocal improvisation）、音乐色彩（toning）、歌曲献词（song dedications）和音乐/歌曲纪念（music/song legacies）。

（3）再创造式方法（recreative methods）的干预手段包括乐器演奏（instrument playing）、歌唱已有歌曲（singing pre-composed songs）和指挥音乐（conducting music）。

（4）多种方法联合（combined）的干预手段包括音乐韵律（music and movement）、音乐与其他艺术形式的结合（music and other arts experiences）、音乐人生回顾（musical life review）和音乐自传（musical autobiography）。

*请注意，上述的音乐表现形式虽然与音乐表演和音乐教育的表现形式有雷同之处，但其定义、操作方式、实施目标与对实施者的要求在音乐治疗中有别于其他学科的定义。

（七）康复阶段

处于康复阶段的患者很可能存在社会心理和生理功能相关的康复需求。关于心理状态的介入时机仍可参考上述社会心理症状和表现的指征。生理功能的康复锻炼建议及早介入。如针对乳腺癌患者术后的核心肌群锻炼、脑肿瘤患者术后的言语、认知、运动、情绪等功能康复，以及术前和/或术后的脏器功能锻炼。可在主管医生的指导下使用合适的神经康复音乐治疗技术辅助患者康复。

（八）用于宣教

在肿瘤诊疗中，有很多需要患者和患者家属注意和谨记的信息。对于儿童和青少年患者而言，以音乐歌曲或音乐创作的形式呈现需要熟记的内容或将要完成的治疗任务，能缓解其紧张焦虑，帮助其了解和消化信息，加深其对信息的记忆，改善其诊疗体验，同时也更符合青少年儿童患者所处身心发展阶段的需求。

第六章

音乐干预的流程

在肿瘤诊治领域中，音乐治疗（MT）、医疗音乐聆听（MLM）、其他与音乐相关的娱乐性干预（OMI），三者操作流程的重点不同，其中音乐治疗模式的发展更为成熟、成体系。因此，指南所述干预流程以音乐治疗流程的基本环节为范式。无音乐治疗专业背景的其他医务人员或音乐家实施MLM或OMI时，可依具体情况参照此流程范式。

在医疗机构内，音乐治疗的流程如下：提出需求、评估、治疗方案设计、治疗实施、归档、治疗结束及随访。

一、提出需求

医务人员参考音乐干预的介入指征和适用场景对患者进行筛查（见第五章），通过会诊形式向音乐干预的实施者提出咨询和评估需求。实施者随同医疗团队查房或参与多学科会诊时，应视患者状态、病情等多方面因素判断介入的重要性。患者及其家属也可自发向医务人员提出治疗需求。

二、音乐治疗的评估

医务人员提出音乐干预需求后，治疗师开始为患者评估。评估的目的包括①了解患者当下的状态；②判断音乐干预对患者的作用，以及是否适用于患者当下的情况；③

获得基线数据和患者对干预的反应；④为设计治疗方案收集信息。音乐治疗的评估须贯穿始终，可单独进行也可以灵活嵌入音乐治疗的过程中。当评估融于治疗，音乐治疗师需要熟悉肿瘤患者面临的诊疗体验，并具备在评估的同时进行干预和在干预中持续评估的能力。评估一般单次或多次发生在以下三个时机：①音乐治疗前获取基线数据来制定治疗方案和干预手段；②治疗中持续观察患者的反应以调整干预的进程和内容；③治疗后评价疗效。

在了解患者病史的基础上，治疗师以适用于患者状态的方式进行以下评估：①个人基本信息，如年龄、性别、婚姻状态、信仰、认知程度等；②生命体征和躯体症状（包括疼痛忍受度）；③心理状态；④活动状态（手术/化疗/放疗前后）；⑤疾病治疗对患者身体功能（如听力）和外在形象所造成的影响；⑥患者及其家属对疾病治疗的态度；⑦了解患者当下所接受的疾病治疗方案及其可能引起的副作用；⑧自我调节的策略和习惯（包括兴趣爱好、某些日常生活习惯）；⑨患者对不同音乐元素或音乐风格的反应、音乐与个体的关系；⑩患者的治疗安排；⑪是否需要在其他诊疗过程（在围术期/化疗中介入等）辅助患者；⑫接触患者时需要注意的洗消标准；⑬其他。患者的状态很可能因病情、个人生活的变化而改变，治疗师需在治疗中持续观察，根据各元素的变化调整治疗方法和干预手段。

有效的评估方法和评估路径能为患者寻求最佳的介入时机，让患者在治疗中最大程度获益，因此应由熟悉肿瘤患者心理状态、诊疗体验和需求的评估员或治疗师进行评估。针对肿瘤患者的心理困扰、躯体症状和康复需求，常用的评估量表包括心理痛苦温度计与问题列表、焦虑相关量表（STAI-Trait、STAI-State、HAM-A、POMS、GAD-7）、抑郁相关量表（PHQ-9、SDS、BDI、PROMS）、医院焦虑抑郁量表（HADS）、匹兹堡睡眠质量量表（PSQI）、疼痛评估量表（NRS、FLACC、Wong-Banker面部表情量表法FPS-R）、生活质量评估（FACT、QOL）、止吐量表（MAT）、行为事件数据记录、音乐—反应评估等。根据个体需求，音乐治疗师也会为患者设计个性化量表。

表5　音乐干预文献和临床中用于评估肿瘤患者状态的量表

指标	量表
焦虑	总体焦虑视觉模拟量表 Global Anxiety-Visual Analogue Scale（GA-VAS）
	状态-特质焦虑量表 State-Trait Anxiety Inventory（STAI）

续表

指标	量表
焦虑	医院焦虑抑郁量表 Hospital Anxiety and Depression Scale（HADS）
	汉密顿焦虑量表 Hamilton Anxiety Rating Scale（HAM-A）
	焦虑症状自评量表 Self-Rating Anxiety Scale（SAS）
	心境状态量表 Profile of Mood States Questionnaire（POMS）
	斯皮尔伯格状态焦虑量表 Spielberger State-Anxiety Inventory（SSAI）
	贝克焦虑量表 Beck Anxiety Inventory（BAI）
	广泛性焦虑障碍量表 Generalized Anxiety Disorder（GAD-7）
	视觉模拟评分量表 Visual Analogue Scale（VAS）
	心理痛苦温度计 Distress Thermometer（DT）
	罗杰斯开心/悲伤脸评估 Rogers Happy/Sad Faces Assessment
抑郁	医院焦虑抑郁量表 Hospital Anxiety and Depression Scale（HADS）
	汉密顿抑郁量表 Hamilton Depression Rating Scale（HAM-D）
	抑郁自评量表 Self-Rating Depression Scale（SDS）
	心境状态量表 Profile of Mood States Questionnaire（POMS）
	贝克抑郁量表 Beck Depression Inventory（BDI）
	患者健康问卷 Patient Health Questionnaire-9（PHQ-9）

指标	量表
抑郁	视觉模拟评分量表 Visual Analogue Scale（VAS）
	积极和消极情感量表 Positive and Negative Affect Schedule（PANAS-SF）
	心理痛苦温度计 Distress Thermometer（DT）
	罗杰斯开心/悲伤脸评估 Rogers Happy/Sad Faces Assessment
疼痛	数字疼痛评分 Numeric Pain Rating Scale（NRS）
	脸部腿部活动哭泣安慰量表 The Face，Legs，Activity，Cry，Consolability Scale（FLACC）
	功能疼痛量表 The Functional Pain Scale（FPS）
	简式麦吉尔疼痛问卷 Short-Form McGill Pain Questionnaire（SF-MPQ-2）
	罗杰斯开心/悲伤脸评估 Rogers Happy/Sad Faces Assessment
生活质量	27 项肿瘤治疗相关的功能评估（通用版本）27-item Functional Assessment of Cancer Therapy：General（FACT-G）
	欧洲研究与治疗组织生活质量量表 European Organization for Research and Treatment（EORTC）Quality of Life Questionnaire-Core 30（QLQ-C30）
	安宁疗护生活质量指数 Hospice Quality of Life Index（HQLI-R）
	肿瘤生活质量量表 Quality of Life-Cancer Scale（QOL-CA）

推荐意见

（1）实施医疗音乐聆听的医务人员也可参照上述的

评估时机和评估方法。

（2）实施者应参加多学科会诊或咨询相关人员进一步了解患者的状态、治疗进程及其在不同诊疗情景中的表现和依从性等。

（3）为了确保评估的准确性和客观性，实施者需通过相关培训后方可承担评估的任务。

（4）实施者应该为进行多疗程治疗的患者安排阶段性评估。

（5）单一量表常用于筛查阶段。对于治疗阶段的评估建议根据治疗目标采取多维度评价的方式，结合相关的客观指标、自评量表、他评量表和定性数据的方式进行评价。

（6）音乐治疗师常在首次或前几次的评估中适当地启动初步干预，获得患者对干预的反应情况，以此来设计整体的治疗方案和预测治疗效果。

三、音乐治疗方案设计及实施

在进行音乐治疗方案设计前，实施者应确认自身资质及临床实践范围（见第七章"阶梯式干预体系"），在自己擅长的领域设计干预方案和开展治疗。音乐治疗方案设计及实施所涉及的内容较为全面，医疗音乐聆听和其他与音乐相关的娱乐性干预的实施者（医务人员或音乐家）可根据具体情况采纳其中要点。音乐治疗的方案设计及实施一般包括以下内容：

（1）治疗的长期目标和短期目标

在音乐治疗中，长期目标为整体治疗方案设定方向，也是制定短期目标的指南。音乐治疗师根据患者需求，与患者设定个性化的治疗目标（一般为与心理或康复相关的目标），将长期目标拆分细化为单个或多个符合现实情况、具针对性、可测量且短时间内或单次干预中能完成的任务。当音乐干预介入肿瘤诊疗过程，其长短期目标可能因诊疗需求而具有时间性的特点，因此这些干预以设置短期干预目标或单次干预目标最为常见。举例，当治疗目标为缓解术前焦虑恐惧，治疗师会根据术前的评估结果与患者设定初步的短期干预目标：①通过使用音乐引导放松减轻患者的术前焦虑恐惧（从中度降至轻度或以下）；②掌握一些可于术前使用的自我调节的技巧。

（2）分析非音乐的任务

基于患者的具体情况及治疗目标，治疗师分析患者在实现目标过程中需要完成的具体非音乐任务，如情绪调节、疼痛管理等。

（3）转化任务及选择干预技术

把非音乐的任务转化为以音乐体验的方式完成。设计与安排需要考虑选择合适的干预形式（个体干预、团体干预或两者交替结合的形式）、干预手段以及音乐干预呈现的方式等。音乐干预的技术设计需要结合患者的长处、需求和接受度，可以多种方式呈现，如音乐引导正念训练、回溯意义之歌曲/歌词分享、表达性歌曲创作、即兴音乐弹奏/歌唱、音乐律动与舞动表达等。虽然干预手段的表现形式以音乐为载体，但治疗目标一般与音乐能力无关，因此，接受音乐治疗的个体不需有音乐专业学习背景，也不需要懂某种乐器或有歌唱能力。

（4）音乐相关的内容和设备

音乐治疗师通过评估分析患者的音乐爱好、音乐使用习惯、对音乐产生的反应及其与音乐的关系，设计并选择适用于干预的音乐作品、音乐形式、乐器和其他音乐元素（旋律、节奏、音色、曲式、强弱变化等）。治疗师也有可能在评估或治疗中鼓励患者参与选择音乐的过程，把选择的过程设计成一种评估手段或干预手段。音乐治疗的干预过程一般由治疗师结合心理学或神经康复医学方法提供现场音乐进行即时干预，并依据患者状态调整干预方式。音乐元素的使用和呈现形式灵活，因此更能匹配患者的个性化需求。当干预中使用录制或提前编辑的音乐时，实施者应提前整理干预所需的音乐（现有的某一音乐版本还是重新编辑）、挑选音乐播放器的类型（耳机、音响设备）、计划音乐播放器摆放的位置、选择适用于干预的音量/分贝范围及设置播放的时机和时长。

（5）辅助材料

当音乐治疗的干预设计融合绘画或功能康复等元素，所需的辅助材料可能包括绘画纸、蜡笔、节拍器或呼吸训练器等。

（6）评估内容与评估时机

参考前文"音乐治疗的评估"。

（7）治疗时间

治疗时间的安排包括治疗时机、每次治疗时长、治疗频次和疗程。在肿瘤诊疗中，音乐干预的治疗时间安排应结合患者需求、患者意愿、评估结果及疾病治疗方案。

（8）治疗场所

治疗师应根据治疗场所的特点（背景声音、噪音、隐私安全），设想来访者与治疗师的活动位置，以及治疗所需器材的安放点。

（9）其他辅助

其他辅助包括医务人员的配合、干预前的患者宣教等。

当音乐干预作为辅助治疗介入诊疗过程的某一次检查、模拟定位或/和治疗时，很可能启用单次干预方案。此时，实施者须提前熟悉该医疗操作的流程以及患者将经历的任务细节，了解过程的禁忌与注意事项；在评估阶段对患者和相关医务人员进行宣教，为干预的实施和团队协作做铺垫；在介入过程中配合医疗团队协助患者以良好的心态顺利完成检查或治疗。

肿瘤诊治的复杂多样性以及患者和家属心理状态变化的流动性，决定了音乐干预的实施不一定能完全按照既定的方案设计进行，这要求治疗师灵活地根据当时的需求和情景变化调整干预手段和治疗方案。若中途调整治疗方案及治疗目标，治疗师应积极地与医疗团队、患者及其家属沟通。

推荐意见：

使用医疗音乐聆听或其他与音乐相关的娱乐性干预

的医务人员与音乐家，可参考上述音乐治疗的方案设计来规划部分支持性的音乐干预（见阶梯式干预体系），建议由具备资质的音乐治疗师监督实施。

四、治疗评价与归档

基于不同的治疗目标，实施者需要通过长期观察来收集连续性的数据方可总结疗效。治疗也存在效果延迟的现象，特别是在评价以再教育、剖析重构为目标的音乐心理干预时，切忌以单次治疗结果来判断疗效。单次音乐治疗对某些症状或行为表现有立竿见影的效果（如术前焦虑、轻中度疼痛），但对于长期带病生存的患者而言，长周期的治疗能为患者在调理身心、提高应对能力、善用积极资源等方面带来长期稳定的疗效。

评价治疗效果需从多维度切入综合考量：分析前后测得的量表数据，收集患者及其家属的反馈，总结诊疗过程对患者身心状态的影响，观察患者及其家属的配合度，以及记录患者在干预中完成疾病诊疗的情况等。康复方面的评估可针对康复的功能和内容（言语认知、感觉运动、脏器功能、社会心理等的维持、改善和康复、执行能力和应对能力等）进行前后测分析。依据治疗评价、患者与相关照护人员的反馈及疾病治疗进程，治疗师应适时判断患者完成单次或周期性治疗目标的情况，并针对具体需求为下一步治疗计划、结束治疗或随访给予建议。

详细且真实的评估和治疗记录是治疗师监控治疗过程、评估疗效和判断患者是否需要继续治疗的重要依据。总结每一个案例并按时归档为患者的随访和复诊做准备，也为以患者为中心的多学科协作提供基础。

五、治疗结束

治疗结束预示着治疗关系和治疗相关安排淡出患者的生活，音乐治疗专业和伦理要求提示在治疗结束时，治疗师应合理地帮助患者过渡。

（一）音乐治疗疗程的结束程序

在多次或周期性的音乐治疗疗程即将结束时，音乐治疗师要特别关注结束治疗的程序，以适当的方式帮助患者做好心理准备，减轻患者在治疗结束时可能产生的负面情绪（如失落、安全感缺乏、自我怀疑、因分离而感伤等），辅助患者逐步适应和回归生活环境，或协助其做好心理准备以接受其他治疗项目。通过以下操作流程实现：

（1）对治疗过程和患者的状态进行评估；

（2）确定治疗结束的日期；

（3）设计能帮助患者逐步淡出治疗的适应性方案；

（4）帮助患者应对因疗程结束而产生的情绪；

（5）关注患者的其他治疗需求，如有其他方面需要音乐治疗，可以再次评估或者制定进一步的干预计划；

（6）完成治疗的总结报告，帮助患者了解自己的变化，或帮助其他相关人士了解患者在治疗期间的表现。

当治疗为单次干预时，治疗师也应该通过言语和/或音乐体验的方式，尽力使患者获得完成体验的感觉，让患者了解自身于治疗期间的反应和整体干预的效果，对干预进行小结，并依具体情况为患者提供自助和后续随访的建议。

（二）结束音乐治疗疗程的三种常用方式

方式一：提炼和升华。用音乐表演或即兴演奏来传达情感，分析一个时代或生命过渡期的歌曲或歌词，也可以通过比较不同歌曲或音乐选段所承载的情感、价值观、思想来诠释患者在治疗过程中的体会及音乐治疗经历的意义。

方式二：转化为自助工具。录制和编辑患者的音乐作品集，使患者治疗经历的所得所悟具象化，进一步巩固其自我探索、自我鼓励的能力和技巧。作品集也可作为其参加音乐治疗的永久纪念品。

方式三：构建圆满的体验。治疗小结可被视为对患者成功完成某一阶段目标或对自我的庆祝，也可被视为一次音乐治疗的高峰体验。

推荐意见：

（1）医疗音乐聆听和其他与音乐相关的娱乐性干预也可依据具体情况，参照音乐治疗结束疗程的流程和方式。

（2）当患者需要再次进行治疗时，治疗师查阅患者的历史治疗记录，更需要关注和重新评估患者当下的状态和需求。

六、随访

所有肿瘤患者出院后按需定期（建议每3个月一次）到医院身心相关科室的门诊或接受电话进行身心筛查随访。

第七章

音乐干预的类别和
实施要求

一、现有音乐干预文献的局限性

在临床中音乐干预分为接受式、即兴创作式、再创作式和音乐创作式四种方式，具体实施以单一或多种形式（聆听、歌唱、弹奏音乐、作曲等）结合呈现。以干预对象的人数分类，可分为团体干预和个体干预两种形式。

然而，现有研究文献显示，予肿瘤患者的音乐干预多以接受式的个体音乐聆听为主，由患者在音乐库选择音乐，但具备资质的音乐治疗师往往没有参与这些研究。如此有限的干预资源使现有文献无法展现除音乐聆听以外常用的音乐干预手段，也导致了疗效不确定。而造成这些困境的主要原因包括：①医院的临床科室缺乏有资质的音乐治疗师；②因推广力度不足，人们往往对音乐治疗的认识过于局限，未能认识到医疗音乐聆听与音乐治疗的主要差异；③实施音乐干预者未能准确认识到音乐治疗的系统性和完整性；④音乐治疗在肿瘤学领域的运用仍需要更多研究，特别是需要前瞻性的对照研究以获得更加确切的疗效数据；⑤音乐干预疗效的评价有待标准化。

综上所述，虽然文献已经提示音乐聆听具有不可替代的价值，但并未能体现临床中使用音乐干预（包括音乐治疗）的现状。

二、阶梯式干预体系

Wheeler 1983年以音乐干预的表现形式以及不同干预对人产生心理疗愈的程度，将音乐治疗里的干预手段划分为三个类别：疗愈体验的音乐治疗（music therapy as activity therapy）、再教育目标的内省音乐疗（insight music therapy with re-educative goals）及以重构目标的内省音乐治疗（insight music therapy with re-constructive goals）。2012年Ghetti通过分析和总结19篇关于音乐干预介入侵入性检查或疾病治疗过程的应用报告，对医院诊疗场景使用的音乐干预进行归类：音乐互动辅助诊疗（music alternate engagement）、音乐融入感知的调节干预（integration）和音乐辅助放松（music-assisted relaxation）。为满足我国医务人员在肿瘤诊疗活动中更加规范化、标准化地使用音乐干预，本指南结合：①肿瘤患者需求，②干预目标，③治疗中干预手段对患者身心干预的程度和广度，④实施者的教育及临床实践能力，⑤权威的文献研究和专家建议，整合肿瘤领域的三种音乐干预模式，首次提出并细化阶梯式干预体系概念，使音乐干预更加具体化，可实施性更强。指南也明确音乐干预实施者所需资质。

阶梯式干预体系仅用于划分肿瘤诊疗领域常用的音

乐干预，其着重点或与其他领域使用的音乐干预不同。此阶梯式干预体系解析各种干预的目标和特点，旨在规范音乐干预于肿瘤领域的临床应用，对实施者的能力素养提出要求，并为实施者选择干预手段提供依据。阶梯式干预体系中的第一类至第三类音乐干预可由经过相应培训的医务人员、音乐家或音乐治疗师实施，按实施者的专业领域及其干预能力归为 MLM、OMI 或 MT。第四类至第九类的音乐干预需由具备资质的音乐治疗师去实施，因此归类为 MT（见表6）。

表6　阶梯式干预体系

干预类别		实施者
第一类	音乐聆听	已接受相应培训的医务人员、音乐家、音乐治疗师（见实施者能力要求）。
第二类	音乐引导呼吸训练	已接受相应培训的医务人员和音乐家可实施常见干预形式之第1和第4种干预形式。第2和第3种干预形式由具备资质且有实操经验的音乐治疗师实施。
第三类	音乐辅助放松	已接受相应培训的医务人员和音乐家可实施常见干预形式之第1和第4种干预形式。第2和第3种干预形式由具备资质且有实操经验的音乐治疗师实施。

干预类别		实施者
第四类	音乐与想象	音乐与想象治疗师、具备资质的音乐治疗师
第五类	音乐互动辅助诊疗	具备资质的音乐治疗师
第六类	音乐融入感知的调节干预	具备资质的音乐治疗师
第七类	疗愈体验的音乐治疗	具备资质的音乐治疗师
第八类	以再教育为目标的内省音乐治疗	具备资质的音乐治疗师
第九类	以重构为目标的内省音乐治疗	具备资质的音乐治疗师

（一）第一类：音乐聆听

音乐聆听可分为娱乐性音乐聆听（leisure music listening，LML）、背景音乐聆听（background music listening，BML）和个性化音乐聆听（personalized music listening，PML）。娱乐性音乐聆听被定义为把聆听音乐/欣赏音乐作为一项悠闲或娱乐的活动，如演奏会、演唱会。音乐家实施的OMI音乐聆听可被归于此类别。背景音乐聆听即在餐厅、展厅、大堂等场所使用音乐烘托氛围。在医疗场所使用背景音乐聆听可帮助在场的聆听者（患者、患者家属、医务人员、行政人员和其他在医院里工作的人）从感官上与周围环境和社会群体建立联系感；也可作为放松的导索改善环境氛围。个性化音乐聆听意为根据个体需求，选择个人喜欢的音乐和/或与其生活经历有关联的音乐作品。在医疗环境中，音乐治疗设计的MT音乐聆听，以及医务人员实施的MLM医疗音乐聆听也可归类为个性化音乐聆听。

在医疗环境中使用的音乐聆听一般包括MT音乐聆听、MLM医疗音乐聆听以及OMI音乐聆听，属于支持性干预。由于音乐聆听的实操性、标准化，以及对实施人员较为朴素的要求，现有的大量音乐干预文献都使用音乐聆听作为干预手段，且发现音乐聆听能通过感官共鸣改善患者的心理状态，在一些肿瘤诊疗过程中起到积极作用。文献也表示不同专业背景的人员使用音乐聆听会有不同层次和深度的干预效用，例如由音乐治疗师操作的音乐聆听（现场或录制）仅仅5分钟就可缓解患者的术前焦虑。

1.干预流程

（1）定义介入干预的作用：①设定干预目标（患者需求、用于放松或评估对各种音乐的反应等）；②评估和记录基线（患者干预前的状态、行为、情绪等），参考表7来评估患者的音乐爱好及使用音乐的情况；③与患者或照护者交流确定干预目标。

（2）了解干预的场景并做好规划（病房、检查室、留观室、治疗室等）：①声音环境；②光线的设置；③干扰因素；④患者接受干预时的坐姿、躺姿或站姿。

（3）介绍干预手段：①向患者和其他照护人员简述干预目标、干预注意事项以及各成员需要配合的事宜；②根据干预目标，有可能需要设置聆听的时机和时长（如音乐干预调节睡眠模式，用音乐暗示的方式调节生理节奏和睡眠习惯）；③决定干预为单次还是多次，如果是多次干预，需要注意实施方式及定期评估的方法。

（4）实施干预（见下述音乐聆听常用的干预形式与实施要点）。

（5）记录干预的过程：根据干预的目标设计记录数据的方式。

（6）干预结束：如果是现场干预，实施者应在干预即将结束时为患者预留切换状态的时间。如果基于治疗目标，患者需要在日常生活中自主练习，实施者应做好指导工作并为其准备相关材料。

表7 音乐聆听评估表

音乐聆听评估表

姓名:＿＿＿＿＿＿＿＿年龄:＿＿＿＿＿＿＿＿科室:＿＿＿＿＿＿＿＿

1.您平时听音乐吗?

□1经常 □2有时会 □3很少 □4从不

2.您会使用音乐来调节自我情绪吗?

□1经常 □2有时会 □3很少 □4从未尝试

对你有特别意义的歌曲:

3.喜欢的音乐类型:

排序(如果患者列出多个类别,请让其对前三类进行偏好排序,如最喜欢-1,第二喜欢-2,第三喜欢-3)

  ＿□流行歌曲＿＿＿＿＿＿＿＿＿＿＿＿＿＿＿

  ＿□民族通俗＿＿＿＿＿＿＿＿＿＿＿＿＿＿＿

  ＿□红歌/革命歌曲＿＿＿＿＿＿＿＿＿＿＿

  ＿□民歌/民谣＿＿＿＿＿＿＿＿＿＿＿＿＿＿

  ＿□民族声乐/美声作品＿＿＿＿＿＿＿＿＿

  ＿□地方戏剧＿＿＿＿＿＿＿＿＿＿＿＿＿＿＿

  ＿□民族乐器音乐＿＿＿＿＿＿＿＿＿＿＿＿

  ＿□西方乐器音乐＿＿＿＿＿＿＿＿＿＿＿＿

  ＿□西方古典音乐＿＿＿＿＿＿＿＿＿＿＿＿

  ＿□音乐剧＿＿＿＿＿＿＿＿＿＿＿＿＿＿＿＿

  ＿□歌剧＿＿＿＿＿＿＿＿＿＿＿＿＿＿＿＿＿

  ＿□交响乐＿＿＿＿＿＿＿＿＿＿＿＿＿＿＿＿

  ＿□摇滚乐＿＿＿＿＿＿＿＿＿＿＿＿＿＿＿＿

  ＿□爵士/蓝调歌曲＿＿＿＿＿＿＿＿＿＿＿

  ＿□大自然的声音＿＿＿＿＿＿＿＿＿＿＿＿

  ＿□轻音乐/纯音乐＿＿＿＿＿＿＿＿＿＿＿

  ＿□文化的＿＿＿＿＿＿＿＿＿＿＿＿＿＿＿＿

  ＿□福音音乐宗教音乐＿＿＿＿＿＿＿＿＿

  ＿□其他＿＿＿＿＿＿＿＿＿＿＿＿＿＿＿＿＿

4.您最喜欢以下哪种音乐形式?

□器乐 □声乐 □两者都喜欢

5.您比较喜欢什么乐器的声音? 如钢琴、二胡、吉他、竖琴、笛子、口琴

6.如果您刚好会弹吹奏某些乐器,请把它们列出来:

7.请列举您喜欢的、听得最多的歌曲,或者列出您最喜欢的歌手/艺人/艺术家:

8.您喜欢唱歌吗? 如果喜欢,请列出您最喜欢哼唱的曲子:

9.您是否有自己的音乐播放设备? 是什么? 如果可以的话,我是否能看一看里面的曲库?(专辑、CD、唱片、广播台都可以)

请注意:此表仅列出音乐聆听评估的基础内容,请实施者依具体的应用场景做适当调整。

2.常用的干预形式与实施要点

干预形式1：实施者事先选择好特定的音乐给患者，让患者自主聆听录制音乐。

干预形式2：实施者事先选择好特定的多首音乐，让患者自主选择喜欢的音乐聆听。

干预形式3：实施者通过评估了解患者的音乐喜好及其与音乐的关系（见表7），在患者喜欢的音乐中推荐合适的音乐或创作类似的音乐让患者聆听。

干预形式4：实施者评估和了解患者的音乐喜好及其与音乐的关系后，运用同步原则为患者现场弹奏/或即兴弹奏合适的音乐，根据干预目标灵活地调动各种音乐元素，逐步引导患者进行调整。

3.音乐的选择

音乐元素的多样性及元素间的组合会引发听者不同的身体或心理反应，且这些反应对患者的影响可能是滞后的，因此，实施者需详细地评估后方能选用合适的音乐进行 MLM 或 MT 的音乐聆听干预。根据患者现状及干预目标，实施者分析音乐中音乐元素与非音乐元素的表现（见表8），并从整体上评价其合适程度。

表8　音乐中的音乐元素与非音乐元素

分类		关注点
音乐元素	结构	音乐的曲式结构
	速度	音乐的整体速度
	节拍	乐曲运用的节拍类型,曲中是否变换了节拍
	节奏的简单或复杂程度	节奏型的组合中使用切分音节奏的频率
	音域	音域建议选择C2—C6
	旋律线条	音与音之间的音级跨度
	强烈程度	音量、节奏、和声以及音乐流动性的综合
	动态变化	音乐的整体变化
	和声的简单或复杂程度	和声的使用和变化:单一调性还是多调性转换
	不协和音响	不协和音程、和弦,多调性和弦
	音量	所有音乐元素整合后,听者感知的音量
	音色	音乐中配器(乐器、人声)的特点
	预测性	和声、旋律、节奏、音色、音量的发展逻辑是否在听者的预测范围,突然的变化、惊喜都属于难以预测
非音乐元素	音乐传达的情感	音乐营造的情绪,如抑郁、低沉、徘徊、中性、开心、愉悦、狂喜等
	有歌词音乐中使用的形容词	音乐所绘,如平静的、宏大的、复杂的、激烈的
	音乐的字面意思	对标题和歌词的理解
	音乐的意象	音乐本身带来的意象或想象

针对医疗环境中使用医疗音乐聆听以缓解焦虑和增强放松感的目标,表9归纳了临床研究及临床实践中,

音乐治疗师对缓解压力和焦虑的音乐特点的分析：

表9　用于放松和缓解压力的音乐元素的特点

音乐元素	特点
曲式结构	ABA，AABA，和 A–A–B–B
速度	稳定的速度；参考范围 60-75BPM（有时候可以选择低于 60 BPM 的音乐，但不应超过该患者正常心率的速度）
节拍	常规的音乐节拍，如 2/4、4/4
节奏	可预测的节奏型，减少突如其来的节奏变化
音高	一些研究者建议以帮助放松和减缓脑电波为目的，应使用较低的音高为主（i.e.，Robb et al.，1995；Saperston，1993）。相反，一些学者报告高音频的音乐对于缓解压力更有效（i.e.，Nakajima et al.，2016），Tan 等 2012 年的研究也建议音高围绕 C5 的纯乐器曲
旋律	①使用调性内级进为主的旋律音、分解和弦为框架的旋律音 ②旋律构成以直线紧密方向为主，音与音之间不会有过多的大跳 ③旋律中可有些许装饰音，但属于可预期的元素 ④旋律整体上不会有太多预期之外的重音和戏剧化的表情变化 ⑤旋律线条给人以顺畅、顺滑、柔和如水、连续的感觉
强弱的表情表达	弱到中强之间会温柔地过渡
和声	①和谐的、能预测的而且不唐突的和声与织体变化 ②适合用于旋律线条但又不完全一成不变 ③结尾多以正格终止式 S(SII)–K46–D(7)–T 结束

音乐元素	特点
织体	①无论是使用厚重的或者薄的织体,整首音乐基本保持统一的织体架构 ②对新增的或褪去的乐器部分采用顺滑过渡的方式,通过在时间或者空间上的适度调整,使听者最低程度地感知其变化
调式	在音乐学历史中,18与19世纪初期的音乐家们着重讨论过不同调性的特质。他们通常会把某调性与情绪联系在一起。这样逐渐地形成了普遍上的调性色彩:如C大调给人宏伟、壮观、纯洁、简单朴素和胜利的感觉;D大调可能具有快乐、胜利、上升和活力的品质。这些说法着眼于音乐作品在运用某种调性中所呈现出来的艺术效果,即结合上述多种音乐元素后所产生的整体效果。实施者在选择音乐或弹奏音乐时需要结合多方面因素包括音乐属性、患者需求及当下环境的考虑,调式也仅是构成音乐属性的元素之一。虽然对调性的选择没有统一答案,但多项探索放松音乐特质的研究中选用了C、D和G大调的音乐
歌词	当应用音乐聆听于疼痛管理时,Meta分析建议使用无歌词的音乐
请注意:每个人与音乐的关系及其音乐经历都是独特的,音乐元素的使用需要针对个体情况和当下环境氛围进行个体化调整。上述建议很可能不适用于音乐引导想象的音乐选择。	

4. 注意事项

（1）当音乐作为临床治疗的工具时，实施者需要明确干预目标，善用音乐功能，注意选择音乐类型，并评估患者喜好来选择能引起其注意力和达到效果的音量范围。

（2）尽量使用传输音乐质量高的播放软件和器材。

（3）为帮助患者区分干预和日常使用的背景音乐，实施者需提前做好宣教，并适时引导患者。

5. 实施者能力要求

使用音乐聆听的实施者应具备以下素质和能力：①已通过基础的音乐素养训练，能简单分析各种元素的功能及作用；②理解音乐各元素及其不同表现形式对当下情绪和情感记忆的影响；③已学习普通心理学知识；④熟知肿瘤患者的诊疗流程及心理需求。

经过培训且掌握以上技能的医务人员、音乐家、音乐治疗师可实施其执业能力范围内的音乐聆听干预。

（二）第二类：音乐引导呼吸训练

音乐引导呼吸训练一般以播放或现场弹奏音乐的方式配合呼吸指导语，引导患者逐步进入放松状态，属于支持性干预。早在1990年，音乐已经被广泛应用于生物反馈治疗中以帮助患者练习抗焦虑技巧，而且相关研究测量心率的变化也发现，放松的音乐能调整自主神经系统。事实上，通过调节呼吸，大脑中负责处理情绪、整合应激信号的杏仁核也间接受到调控，这一过程同时增强了主管情绪的大脑区域与掌控高级认知活动的前额叶间的融合。音乐对心智产生影响，带动呼吸使放松的感觉逐步扩散至身体各部分，从而为患者营造具建设性、可用于自助的内环境。为肿瘤患者使用此类干预更需要注意干预的方式、程度和时机，指南将音乐引导呼吸训练归为第二类的支持性音乐干预。

（1）适用人群：感到焦虑/压力/愤怒的患者及其家属；有疼痛的患者；需锻炼肺功能的患者（术前/术后）。

（2）用途：①可用于缓解压力和紧张感，减轻患者在检查或治疗期间的焦虑；②辅助患者锻炼肺功能，运用音乐中节奏、旋律与和声等元素增强呼吸强度、深度的感觉模式；③帮助患者回归稳定平静的状态；④于音乐聆听前进行可促进聆听的体验。

（3）适用场景：病房、等候区、门诊、检查区域等。

（4）设置：个体或团体治疗。

（5）干预设计：实施者应该针对特定场景、患者的年龄及其状态设计干预。实施者在为成人和儿童提供干预时，需要在指导语声调、引导方法和音乐选择上有不同着重点。

1. 干预流程

（1）定义介入干预的作用：①设定干预目标（用于

放松、锻炼肺功能、改善血氧饱和度、调节自主神经系统等）；②评估和记录基线（呼吸频率、心率、血氧饱和度、血压、体温、疼痛等）；③与患者或照护者交流确定干预的目标。

请注意：除了基础评估外，实施者还应特别关注患者的心肺功能情况、是否有哮喘等呼吸系统疾病、呼吸时会不会有疼痛、呼吸是否需要按照一定的吸气和呼气比例来锻炼、身心状态、最常使用的语言/方言、教育程度和音乐偏好。如果患者本身有较严重的呼吸系统疾病、心肺功能较弱，或用力呼吸时会引起某部位伤口疼痛，实施者应首先咨询主管医生的意见，结合临床建议调整干预方案。

（2）了解使用的场景并做好调节（病房、检查室、留观室、治疗室等）：①声音环境；②光线的设置；③干扰因素；④患者接受干预时的坐姿、躺姿或站姿。

（3）介绍干预手段：①向患者和其他照护人员简述干预目标、干预注意事项及各成员需要配合的事宜；②干预的时长和频率；③干预为单次还是多次，如果是多次干预，需要注意实施方式及定期评估的方法。

（4）实施干预（见下述音乐聆听常用的干预形式与

实施要点）。

（5）记录并监控干预的过程：根据干预目标设计记录数据的方式。

（6）干预结束：如果是现场干预，实施者应在干预即将结束时为患者预留切换状态的时间。如果基于治疗目标，患者需要在日常生活中自主练习，实施者应做好指导工作并为其准备相关材料。

2. 常用的干预形式与实施要点

干预形式1：实施者事先选择或编辑好音乐，准备好呼吸练习的指导语，现场指导患者进行呼吸练习。实施者需要明确音乐元素变化的具体时间（精确到秒）以及指导语的速度和提示时点。为了达到配合指导语练习的效果，很可能要提前对原有音乐进行再创作、改编或重新编辑。

干预形式2：实施者准备好呼吸练习的指导语，现场演奏或改编原有音乐，同时现场指导患者进行呼吸练习。如果使用现有音乐，实施者需要注意音乐整体的时长及其元素发生变化的具体时点，必要时通过缩短或扩展原有节奏或音乐篇幅的方式配合练习过程。

干预形式3：实施者使用即兴音乐对患者进行即时

性引导。实施者需要熟悉呼吸练习的指导语且熟练运用不同的音乐元素，根据患者当下的身心状态，因应患者的反应及时调整音乐元素和指导语。

干预形式4：实施者事先录制音乐与指导语，指导患者自助时使用。此形式多在患者接受干预后进行课后练习时引入。实施者需要做好宣教，帮助患者理解自主练习的目的和益处，并指导患者如何使用音频自助。录制过程需要注意录音环境和成品的质量。

3. 注意事项

（1）在实施过程中，尽量使用患者最擅长的语言进行引导，以与患者状态和认知水平匹配的方式进行干预。

（2）为了让患者专注于呼吸练习，同时避免患者在体验中分析音乐元素、预测音乐的走向，或者想起与音乐片段相关的故事而引起无法预测的情绪变化，实施者也有可能从患者喜欢的音乐类型中选择其不太熟悉的且适用于干预目标的音乐作为引导材料。

（3）建议实施者为患者进行现场的音乐引导呼吸训练，待患者掌握并清楚练习规律后，再给予录制版本让其应用于日常生活的自助过程。

（4）实施者需要经过培训和反复练习后方能在临床

中对患者进行干预。

4.实施者能力要求

操作音乐引导呼吸训练的实施者应具备以下素质和能力：①已通过基础的音乐素养训练，能分析各种元素的功能及作用；②理解音乐各元素及其不同表现形式对当下情绪和情感记忆的影响；③熟悉呼吸练习的具体步骤以及练习可能引起的身心反应和体验；④已学习普通心理学知识；⑤熟知肿瘤患者的诊疗流程及心理需求；⑥保持积极学习的态度并具备灵活应对的能力。

经过培训且掌握以上技能的医务人员、音乐家，可在音乐治疗师的指导下使用上述音乐引导呼吸训练的常见干预形式之第1和第4种方式。第2和第3种干预形式需具备资质的音乐治疗师实施。

（三）第三类：音乐辅助放松

音乐辅助放松常用于缓解负性情绪和疼痛。实施者根据患者当下的状态，以结构化引导的方式，运用合适的音乐元素和放松练习（如自律练习或渐进式肌肉放松法）带领患者进入放松状态。沉浸式的体验让音乐与患者同频和相融，持续地调节会使患者的生理节奏跟随治疗师提供的音乐元素减缓，肌肉慢慢放松，达到缓解的效果。

（1）适用人群：①感到焦虑/压力的患者及其家属；②身体不适难以放松的患者；③有疼痛的患者；④注意力集中时长较短的患者；⑤早期阿尔茨海默症患者。

（2）用途：①缓解压力和紧张感，减轻患者在检查或治疗期间的焦虑；②在清创术时减轻对疼痛强度的感觉，引导患者关注自我身心状态和帮助调节呼吸；③结合正念减压疗法引导患者以非评判性的、客观的态度察觉和认识当下感觉、思维、身体状态、意识和环境等经历，从而提高患者调控自我情绪的能力，帮助患者回归稳定平静的状态；④于音乐聆听前进行可促进聆听的体验；⑤减轻儿童和青少年对医院的恐惧心理，通过结合音乐放松与想象改善他们的感官体验，使其暂时逃离现实治疗的紧张氛围，构建积极的就医体验。

（3）适用场景：病房、等候区、门诊、检查区域等。

（4）设置：个体或团体治疗。

（5）干预设计：实施者应该针对特定场景、患者的年龄及其状态设计干预。实施者在为成人和儿童提供放松练习时，需要在指导语声调、引导方法和音乐选择上有不同着重点。如面对儿童与青少年时，指导语的声调和音质虽然尽量保持如一，但需要在强弱上有些许变化以保持他们的注意力。尽量选择患者熟悉和喜欢的音乐。

1. 干预流程

参照第二类支持性干预的干预流程

2. 常用的干预形式与实施要点

干预形式1：实施者事先选择或编辑好音乐，准备好放松练习的指导语，现场指导患者进行练习。实施者需要明确音乐元素变化的具体时点以及指导语的速度和提示时点。为了达到配合指导语练习的效果，很可能要提前对原有音乐进行创作改编或重新编辑。需提前准备的材料包括合适的或编辑好的音乐、指导语、播放/扩音器材（选用音质传输效果较佳的播放器）。

干预形式2：实施者准备好放松练习的指导语，现场演奏或改编原有的音乐，同时现场指导患者进行放松练习。实施者能熟练使用或演奏至少一种乐器，能根据当下需求不着痕迹地灵活调整各种音乐元素和音乐的整体时长。需提前准备的材料包括音乐素材（如需）、实施者擅长的乐器、播放/扩音器材（如需）、指导语。

干预形式3：实施者使用即兴音乐对患者进行即时性引导，帮助其放松。实施者需要熟悉各种放松指导语的适用范围且熟练运用不同的音乐元素，根据患者当下的身心状态，因应患者的反应及时调整音乐元素和指导语。需提前准备的材料包括音乐素材（如需）、实施者擅长的乐器、播放/扩音器材（如需）、指导语。

干预形式4：实施者事先录制好音乐与指导语，指导患者自助时使用。此形式多在患者接受干预后进行课后练习时引入。实施者需要做好宣教，帮助患者理解自主练习的目的和益处，并指导患者如何使用音频自助。需提前为患者准备编辑好的音频。

3. 注意事项

（1）在实施的过程中，尽量使用患者最擅长的语言进行引导，以与患者状态和认知水平匹配的方式进行干预。

（2）一般依据患者的喜好选择音乐。有的时候为了让患者专注于练习，同时避免患者在体验中分析音乐元素，预测音乐的走向，或者想起与音乐片段相关的故事而引起无法预测的情绪，实施者也会针对干预目标，结合患者的音乐喜好，从中选择患者不太熟悉的且适用于此干预的音乐作为引导材料。

（3）建议实施者在前期评估的基础下，现场引导患者进行练习。待患者掌握后，再给予录制版本让其应用于日常生活的自助过程。

（4）实施者需要经过培训和反复练习后，方能在临床中对患者实施干预。

4.实施者能力要求

操作音乐辅助放松的实施者应具备以下素质和能力：①已通过基础的音乐素养训练，能分析各种元素的功能及作用；②理解音乐各元素及其不同表现形式对当下情绪和情感记忆的影响；③熟知放松练习的具体步骤；④了解不同类型的音乐辅助放松方式可能引起的身体各部分反应和体验；⑤已学习普通心理学知识；⑥熟知肿瘤患者的诊疗流程及心理需求；⑦拥有较强的共情能力；⑧保持学习的态度并具备灵活应对的能力。

经过培训且掌握以上技能医务人员和音乐家，可依据患者需求，在音乐治疗师的指导下使用上述音乐辅助放松的常见干预形式之第1和第4种方式进行干预。第2和第3种干预形式由具备资质且有实操经验的音乐治疗师实施。

（四）第四类：音乐与想象

由于音乐本身容易调动想象力，在音乐辅助放松的训练中，音乐治疗师可能结合想象引导的技巧引发认知、情感和生理的连续反应，从而促进放松体验或调节情绪水平。这种音乐想象的技术被广泛应用于引导肿瘤患者放松的体验中。

在音乐与想象的干预类别中，还有更深入地结合意识探索的音乐与想象引导方法，如20世纪70年代Helen Bonny博士发展的邦尼式音乐引导想象（Bonny Method of Guided Imagery and Music，BMGIM）及其追随者围绕BMGIM的最初模型创新和延伸的音乐引导想象（Guided Imagery and Music，GIM）。Bonny创立的音乐与想象干预方式将原有的音乐想象结合心理动力疗法的元素作进一步发展并丰富其应用范围和干预层次。因此，Bonny的音乐与想象干预方式包括多层次的音乐与想象（Music and Imagery，MI）和音乐引导想象（Guided Imagery and Music，GIM）。

Bonny创立的音乐与想象体系要求实施者接受特定的培训、拥有更为扎实的临床经验和相应的资质认证方可实施干预。中外都有相关培训组织对使用音乐与想象引导的医务人员或治疗师进行培训（可查阅美国音乐想象协会Association for Music and Imagery官网）。此系列干预培训分为三个阶段：Level Ⅰ、Level Ⅱ和Level Ⅲ。每完成一个阶段的培训和实践方可进行该阶级的临床实践。音乐与想象干预的类别、干预层次与对实施者的资质要求如表10所示：

表10　音乐与想象干预的类别、定义、层次和资质要求

干预类别		定义	干预层次	资质
	音乐想象	•使用音乐触发患者想象来提升感知觉体验，用于放松、感知觉激活和情绪调节等治疗目标。 •此干预的名称与邦尼体系中的音乐想象一致，但两者的应用及干预层次不尽相同。	支持性	具备资质的音乐治疗师
Bonny音乐与想象干预方式	音乐与想象（MI）	•遵循特定的程序，主要通过聆听音乐帮助来访者在思维上聚焦于某一个意象进行深度体验，从而促进放松的状态和强调安全的感觉。这些意象可能会是喜爱的地方、自然风光或坐在水旁。 •治疗师所营造的意境可能会引起患者所有的感官共鸣。 •疗愈时刻中产生的重要的意象可能会被运用在接下来的练习或治疗中。 •可用于个体或团体治疗。	支持性	Level Ⅰ音乐与想象治疗师
			内省再教育	Level Ⅱ音乐与想象治疗师
			内省重构	Level Ⅲ音乐与想象治疗师

干预类别		定义	干预层次	资质
Bonny音乐与想象干预方式	音乐引导想象（GIM）	·沿用MI的原则,两者的不同点为音乐衍生的意象是由患者而非治疗师来描述的。治疗师仅在合适的时刻,通过言语干预融入患者的描绘,支持患者继续探索,但不会建议新的意象。 ·治疗过程被喻为以音乐为中心的意识探索旅程。 ·音乐与治疗师在整个体验中共同承担治疗的角色。 ·精心选用的音乐是意象的载体,同时为想象提供空间。 ·音乐引发的意象产物是意识层面材料(想法、感觉、记忆片段、幻想、矛盾、强化资源等)的呈现,意象产物完全不受治疗师的意志控制。 ·治疗师作为协助者,根据来访者的状态与其共同确定合适的主题,选择合适的音乐,帮助来访者进入音乐想象和经历音乐触发的一场意象旅行,以及辅助来访者在后续讨论中回顾和分析体验。 ·多用于个体治疗。	支持性内省再教育内省重构	Level Ⅲ音乐与想象治疗师

干预类别		定义	干预层次	资质
Bonny音乐与想象干预方式	Bonny的音乐引导想象（BMGIM）	·BMGIM是GIM中结合心理动力方法的音乐治疗干预方法。 ·以音乐为中心,患者在一系列古典音乐的引导下对自我意识和内环境进行探索。 ·治疗机制与结构比GIM和MI都要复杂。 ·仅用于个体治疗,且评估后方能决定个体是否合适接受此治疗方式。	支持性内省再教育内省重构	Level Ⅲ音乐与想象治疗师

（五）第五类：音乐互动辅助诊疗

音乐互动辅助诊疗（music alternate engagement）的干预手段主要用于辅助诊疗的过程。实施者引导患者把注意力放在音乐任务或音乐体验上，通过积极参与和响应音乐刺激源的过程以减少对疼痛或焦虑刺激源的感知。干预方向为支持和辅助患者完成诊疗流程和改善医疗体验。具体目标主要包括：①调节注意力的指向和稳定性；②学习调节注意力的技巧；③强化对现实的掌控能力；④调节沮丧/愤怒/心情低落/焦虑；⑤适应现实改变；⑥发展自我调整情绪的能力。

此类别干预手段的主要特征为使用结构化的干预方式，鼓励参与和互动，关注当下的状态，注重目标行为和/或情绪在干预过程的变化，帮助患者通过成功的经验提高自我效能感。干预的表现形式包括且不限于音乐欣赏、音乐演奏指导、歌唱、结构化的音乐韵律活动、音乐创作融入患者教育等。

实施者需要在特定的诊疗情景、有限的空间和时间内完成评估，随后有效率地总结评估结果并选择合适的音乐干预辅助诊疗过程。建议由具备资质的音乐治疗师或艺术治疗师实施，以达到在有限的时间和空间内灵活善用患者长处与场景资源的要求，从而增强干预效果和完成干预目标。

（六）第六类：音乐融入感知的调节干预

Loewy团队1997年的研究中首次定义音乐融入感知的调节干预（integration），Tuden 2001年也对此干预类别加以解析：治疗师综合音乐中和声、节奏和调性的元素，引导个体关注呼吸、心率、情感意识和身心共鸣，从而启发个体对自我身心的感受。干预过程包含两个递进层次：第一层次，以节奏、气流和调性融入患者当下的身心节奏，增强其对声音震动共鸣的感知；第二层次，以前期取得的感知绑定增强个体对疼痛和负性情绪的控制感，然后运用音乐同步原则帮助个体表达和释放对疼痛、焦虑的感受。干预的方向为缓解疼痛和负性情绪。具体目标主要包括：①增强深层次的身心联结；②缓解疼痛和负性情绪（使疼痛和情绪在音乐体验中得到表达和释放）；③增强掌控感和/或增强自我调节能力。

此类别干预手段的主要特征为强调个性化，关注当下的状态，以音乐关联身心，注重融入和同频的过程，音乐帮助表达和音乐帮助调节。干预的表现形式包括且不限于音乐欣赏、聆听/歌唱熟悉的曲目、即兴奏乐/演唱表达情感、节奏促进共鸣与表达等。

治疗师在干预过程中更加关注患者的个性化需求，通过实时评估患者当下的心理状态和应对能力，灵活地调整音乐元素及干预形式。在这种涉及深层次交流的干预中，音乐、患者和治疗师三者的互动对干预效果（缓解疼痛或焦虑）有很大影响，因此，治疗师的共情能力对感知患者当下状态尤为重要。此类别的临床干预需由具备资质的音乐治疗师去掌握方能奏效，最终帮助患者在单次或多次的治疗经验中逐步获得自我调节的意识和能力。

（七）第七类：疗愈体验的音乐治疗

疗愈体验的音乐治疗是以成功为导向的结构化活动体验，音乐为主言语为辅，由治疗师为患者创造机会，让其在个性化的音乐体验中实现治疗目标。治疗以支持性干预为特点。治疗的主要目标包括提高忍耐力，提升专注力，正确认识自我，增强自尊心和自信心，表达自我、提升理解他人的能力，学习调节情绪，改善社交，提高应对能力，培养实现长期目标的执行力，减少回避行为或不负责任的行为。

此类别干预的主要特征为发扬个体长处并调动其积极性以达到长善救失的效果，也引导和鼓励患者积极参与治疗过程，并在参与的过程中逐渐实现治疗目标。干预的表现形式围绕治疗目标而设计，可囊括各种音乐治疗方式和形式。需要具备资质的音乐治疗师实施。

（八）第八类：以再教育为目标的内省音乐治疗

以再教育为目标的内省音乐治疗中，言语疏导的分量增多，音乐的角色也有所改变。治疗师需要因应患者的具体情况选择音乐心理干预的方式，以音乐与言语相结合的方式（music in psychotherapy）或者言语疏导为主音乐为辅的方式（verbal psychotherapy with music），引导个体通过关注当下状态，逐步进入意识上、情感上和认知上更深层次的探索和讨论。治疗的主要目标一般为改善自尊，增强自我意识，增强理解他人的能力，改善沟通方式，强化现实取向，改善解决问题和应对的策略，提高决策能力，合理表达自我情感和想法，缓解紧张和焦虑，减少自我贬低，改善社交技巧，重塑行为价值观等。

此类别干预的主要特征为引导和鼓励患者积极参与治疗过程，注重过程体验感，关注当下的状态，发掘和探索自我想法/自我感觉/人际关系/内心世界。干预的表现形式围绕治疗目标而设计，可囊括各种音乐治疗方式和形式。第八与第九类音乐治疗干预手段的表现形式与前述类别相似，但因为治疗原理、干预的程度和范围不同，各类干预对患者意识、思想、行为和情感的影响的深度和广度也不同。患者在干预中被激发的某些感觉或记忆很可能是治疗中重要的资源，需要具备资质且掌握心理干预的音乐治疗师为患者疏导和处理。

（九）第九类：以重构为目标的内省音乐治疗

以性格和情感重构以及剖析内省为目标的音乐治疗一般用于治疗情感障碍。治疗师以音乐—心理治疗的技术唤起个体潜意识层面的资源，从而触及其过往经历或在成长过程中重要的事件和记忆。治疗师构建的音乐经历一般具有启发、引导、承载、处理、投射、反映个体情感和记忆的功能，帮助个体发掘内心世界不同层次的意识材料。此过程需要结合心理动力学疗法进行干预，必须由具备资质且掌握相关的心理学理论和技术的音乐治疗师去实施。

此类别干预手段的主要特征为探讨潜意识的认知（特别是被压抑的部分）。通过音乐去回溯和表达潜在的意识内容，有助于重新调整性格取向（包括防御机制、深入的自我认识等），适用于长期干预。

（十）推荐意见

（1）在医疗领域为患者使用的音乐干预有别于以娱乐和教育为目的的音乐项目，实施者需要经过专业培训或系统学习方能为患者提供有治疗意义的音乐干预。医务人员、音乐家、音乐治疗师需明确阶梯式干预体系中各类音乐干预的操作资质和具体要求，了解自身局限性，选择符合自身临床执业范围的音乐干预模式（MLM、OMI、MT）。切忌在患者或其家属身上实施能力范围以外的干预手段。

（2）评估个案需求超过能力范围时，需及时转介给其他具备资质和能力的实施者。

（3）在设计干预目标、干预时机、干预形式和干预时长时，需综合考量多方面因素，包括患者自身需求、家属意见/反馈、疾病治疗计划以及医疗团队其他成员的意见。

（4）第四至第九类音乐治疗干预的临床应用要求治疗师通过评估肿瘤患者的特点和需求，根据自身擅长的治疗方法，选择经循证医学验证的音乐干预进行治疗。音乐治疗中不同流派、方法和治疗模式的评估、干预特点与注意事项，以及如何针对不同年龄人群的特征进行治疗，均属于系统性学习音乐治疗的专业课内容（详见https：//www.musictherapy.org/about/competencies/），因此不在指南中详细解析，请实施者依自身专业能力和临床经验，遵循患者身心发展的一般规律以及患者个性化特点，设计与其情况匹配的干预方案。

（5）实施者应在自身擅长的临床范围，为患者和医务人员做好干预前宣教，区分治疗场所，明确干预目标。

第八章

肿瘤患者及其家属居家使用音乐聆听调节情绪

音乐的使用遍及生活各处，如商场背景音乐、跑步健身音乐、广场舞等。生活场景中使用音乐并非等于音乐治疗，音乐治疗为系统的治疗方法，需具备经验和资质的治疗师实施。个体与音乐的关系是音乐干预评估的重要内容之一，因此患者平时使用音乐的习惯也会影响音乐干预的效用。以下介绍个体寻求自我与音乐关系的一些方法：

（1）积累自己喜欢的音乐，可以是一些能引起共鸣或自己发生情绪变化的音乐（有无歌词皆可，风格不限、年代不限）。

（2）感知自己在听到某些音乐的情绪变化，根据自我情绪变化去分类歌曲，如愉悦的音乐歌单、让人平静的音乐歌单、让人悲伤的音乐歌单、让人积极的音乐歌单等等。

（3）尝试有意识地使用歌单去自我调节情绪。这个步骤在音乐治疗师的指导下进行会更精准地找到适合不同场景和心情使用的个性化音乐类别。

（4）如果已经建立音乐情绪歌单，尝试描述和寻找不同音乐类别对自己的影响及歌曲背后的意义。

（5）在身体功能允许的情况下，可以多配合节奏感强烈的音乐进行躯体功能锻炼。

推荐意见：

患者及其家属居家使用音乐进行自我照顾有别于专业人士实施的系统性音乐干预。患者及其家属通过聆听自己选择的音乐进行自我照顾时需要注意方法，切忌过度或盲目地使用音乐。如果自助不能达到改善，请及时寻求专业人士的帮助。

第九章

局限性及其防范措施

第一，实证研究和文献回顾等大量证据支持音乐干预（即音乐治疗、医疗音乐聆听、其他与音乐相关的娱乐性干预）对肿瘤患者的积极作用。音乐干预主要用于改善肿瘤患者的身心状况，切忌将其视为治疗疾病的主要手段。

第二，在有背景音乐或其他音乐娱乐项目的诊疗环境进行音乐干预时，为避免患者混淆它们与音乐干预的作用，实施者应该寻找机会对患者、家属和医务人员进行宣教，明确治疗目标，选取合适的干预时机，并通过音乐/言语提示、环境氛围和音量调节等方式，帮助他们认识这与普通音乐欣赏的区别。

第三，采取多次宣教和多种形式宣教，帮助患者、家属及医务人员了解系统性音乐干预在肿瘤诊疗过程对心理和康复方面的积极作用；阐明音乐干预是一个循序渐进的过程，需要根据治疗目标和基线数据多次干预后才能获得稳定的疗效；给予患者机会了解不同音乐干预在改善心理状态和辅助功能康复方面的作用。

第四，当患者误以为音乐能力和音乐相关的教育背景是接受音乐干预的前提条件时，可通过宣教帮助患者了解医疗领域内使用音乐干预的目标与其自身的音乐技能无关。

第五，系统性音乐干预对患者身心的影响可能是长期的或滞后的。这要求实施者务必遵循伦理道德要求，结合自身的执业资质和擅长领域来选择合适的干预手段，切忌在无专业督导的情况下使用超出自己能力范围的音乐干预。

第六，并非在医院的任一个角落都适于播放音乐。随意或无条理性地播放音乐很可能会形成环境噪音，让人不安和引起反感，如在等候区播放重金属摇滚乐或者广场舞曲。若把音乐视为治疗方式或治疗中的工具，应对医院内使用音乐的场景做好调整，有逻辑有层次和有目的地区分何时何地使用何种音乐。

第七，实施者应该对任何需要音乐干预的诊疗过程进行详细评估，判断介入干预的可能性、必要性和有效性。切忌于诊疗过程中无计划地使用音乐或启用未受专业技术培训的实施者。

第十章

音乐干预实施者的
伦理道德要求

第一，尊重参与者（患者及其照护者）的尊严和权利。实施者应站在来访者的角度，并以来访者的需求为优先，不应在干预设计和干预过程中强加自己的意志和意愿，如实施者认为的来访者的需求。

第二，遵循职业操守，实行保密原则。患者于治疗中提供的所有信息（包括但不限于个案记录、个人资料、录音、录像）将被严格保密，未经患者同意，不与患者医疗团队以外的人士讨论或提及患者病情和治疗情况。但若出现下述情况，治疗师可突破保密原则去寻求上级主管部门或司法部门的支持：

（1）治疗师发现来访者有伤害自身或伤害他人的严重危险时；

（2）寻求专业服务者有致命的传染性疾病等且可能危及他人时；

（3）未成年人在受到性侵犯或虐待时；

（4）反馈基本心理/身体状态信息至主管医生处时；

（5）法律规定需要披露时；

（6）为了能更好地帮助患者，实施者提出个案讨论或申请督导，但仅限专业场合，同时须隐去患者的个人化信息。

第三，与患者的互动中体现共情、同情、关怀和友好，但不能与来访者间有治疗以外的关系，譬如涉及金钱、利益的人际关系或其他社会关系。

第四，对患者负责任，使用与自身能力相匹配的音乐干预去进行干预。

第五，真实和诚实地记录评估、治疗过程和结果。

第六，勇于探索，追求卓越的治疗服务。

参考文献

1. Thaut MH. Music as therapy in early history. Progress in brain research. 2015，217：143-158.

2. Guan X，Wang D，Liu Y，et al. Exploring the thought about music as therapy and music as medicine in Huang Di Nei Jing. Journal of Traditional Chineses Medicine Management. 2017，25（13）：47-48.

3. Li Y. The sociology and musicology in Yue Ji. People's Music.1995，360（10）：23-27

4. Shi Q，Fan J，Ye J，et al. The history and prospect of music as therapy. Chin J Rehabil Theory Pract. 2007，13（11）：1044-1046.

5. Stegemann T，Geretsegger M，Phan Quoc E，et al. Music therapy and other music-based interventions in pediatric health care：an overview. Medicines. 2019，6（1）：1-12.

6. Stanczyk MM. Music therapy in supportive cancer care. Reports of Practical Oncology & Radiotherapy. 2011，16（5）：170-172.

7. Funk R，Cisneros C，Williams RC，et al. What happens

after distress screening? Patterns of supportive care service utilization among oncology patients identified through a systematic screening protocol. Support Care Cancer. 2016, 24 (7): 2861-2868.

8. Krebber AMH, Jansen F, Cuijpers P, et al. Screening for psychological distress in follow-up care to identify head and neck cancer patients with untreated distress. Supportive Care in Cancer. 2016, 24 (6): 2541-2548.

9. Mehnert A, Hartung T J, Friedrich M, et al. One in two cancer patients is significantly distressed: prevalence and indicators of distress. Psycho – oncology. 2018, 27 (1): 75-82.

10. Carlsen K, Jensen AB, Jacobsen E, et al. Psychosocial aspects of lung cancer. Lung Cancer 2005, 47 (3): 293-300.

11. Hegel MT, Moore CP, Collins ED, et al. Distress, psychiatric syndromes, and impairment of function in women with newly diagnosed breast cancer. Cancer. 2006, 107: 2924-2931.

12. Holland JC, Alici Y. Management of distress in cancer

patients. J Support Oncol.2010, 8: 4-12.

13. Linden W, Vodermaier A, Mackenzie R, et al. Anxiety and depression after cancer diagnosis: prevalence rates by cancer type, gender, and age. J Affect Disord. 2012, 141 (2-3): 343-351.

14. Hall AE, Sanson-Fisher RW, Carey ML, et al. Prevalence and associates of psychological distress in haematological cancer survivors. Support Care Cancer. 2016, 24 (10): 4413-4422.

15. Alfonsson S, Olsson E, Hursti T, et al. Socio-demographic and clinical variables associated with psychological distress 1 and 3 years after breast cancer diagnosis. Support Care Cancer. 2016, 24 (9): 4017-4023.

16. Howren MB, Christensen AJ, Karnell LH, et al. Psychological factors associated with head and neck cancer treatment and survivorship: evidence and opportunities for behavioral medicine. J Consult Clin Psychol. 2013, 81 (2): 299-317.

17. Barnes AF, Yeo TP, Leiby B, et al. Pancreatic cancer-associated depression: a case report and review of the

literature. Pancreas. 2018，47（9）：1065-1077.

18. Dantzer R，O'Connor JC，Freund GG，et al. From inflammation to sickness and depression：when the immune system subjugates the brain. Nat Rev Neurosci. 2008，9（1）：46-56.

19. Miller K，Massie MJ. Depression and anxiety. Cancer J. 2006，12（5）：388-397.

20. Reiche EM，Nunes SO，Morimoto HK. Stress，depression，the immune system，and cancer. Lancet Oncol. 2004，5（10）：617-625.

21. Mausbach BT，Schwab RB，Irwin SA. Depression as a predictor of adherence to adjuvant endocrine therapy（AET）in women with breast cancer：a systematic review and meta - analysis. Breast Cancer Res Treat. 2015.152（2）：239-246.

22. Lin C，Clark R，Tu P，et al. Breast cancer oral anti-cancer medication adherence：a systematic review of psychosocial motivators and barriers. Breast Cancer Res Treat. 2017，165（2）：247-260.

23. DiMatteo MR，Lepper HS，Croghan TW. Depression is

a risk factor for noncompliance with medical treatment: meta-analysis of the effects of anxiety and depression on patient adherence. Arch Intern Med. 2000, 160 (14): 2101-2107.

24. Bultz BD, Carlson LE. Emotional distress: the sixth vital sign-future directions in cancer care. Psychooncology. 2006, 15 (2): 93-95.

25. Hamer M, Chida Y, Molloy GJ. Psychological distress and cancer mortality. J Psychosom Res. 2009, 66 (3): 255-258.

26. Riba MB, Donovan KA, Andersen B, et al. Distress management, version 2.2022, NCCN clinical practice guidelines in oncology. National Comprehensive Cancer Network. 2022.

27. Törnqvist E, Månsson Å, Larsson E M, et al. Impact of extended written information on patient anxiety and image motion artifacts during magnetic resonance imaging. Acta Radiologica. 2006, 47 (5): 474-480.

28. Mitchell A J, Chan M, Bhatti H, et al. Prevalence of depression, anxiety, and adjustment disorder in onco-

音乐干预

参考文献

logical, haematological, and palliative-care settings: a meta-analysis of 94 interview-based studies. The Lancet Oncology. 2011, 12 (2): 160-174.

29. Wang J, Lin W, Sun H. Study on psychological intervention in cancer patients. Chinese Journal of Clinical Oncology. 2002, 29 (5): 305-309.

30. Ettinger DS, Berger M, Anand S, et al. Antiemesis, 2.2022, NCCN clinical practice guidelines in oncology. National Comprehensive Cancer Network. 2022

31. Jankowski C, Berger AM, Aranha O, et al. Cancer-related fatigue, 2.2022, NCCN clinical practice guidelines in oncology. National Comprehensive Cancer Network. 2022

32. Dans M, Kutner JS, Agarwal R, et al. Palliative care, 1.2022, NCCN clinical practice guidelines in oncology. National Comprehensive Cancer Network. 2022.

33. Swarm RA, Youngwerth JM, Agne JL, et al. Adult cancer pain, 2.2022, NCCN clinical practice guidelines in oncology. National Comprehensive Cancer Network. 2022.

34. American Music Therapy Association. History of music therapy. 2022 .

35. Pallesen K J, Brattico E, Bailey C, et al. Emotion processing of major, minor, and dissonant chords: a functional magnetic resonance imaging study. Annals of the New York Academy of Sciences. 2005, 1060（1）: 450-453.

36. Kuck H, Grossbach M, Bangert M, et al. Brain processing of meter and rhythm in music: electrophysiological evidence of a common network. Annals of the New York Academy of Sciences, 2003, 999（1）: 244-253.

37. Alluri V, Toiviainen P, Jääskeläinen IP, Glerean E, Sams M, Brattico E. Large-scale brain networks emerge from dynamic processing of musical timbre, key and rhythm. Neuroimage. 2012, 59（4）: 3677-3689.

38. Salimpoor V N, Benovoy M, Larcher K, et al. Anatomically distinct dopamine release during anticipation and experience of peak emotion to music. Nature Neuroscience. 2011, 14（2）: 257-262.

39. Lestard NR, Capella MA. Exposure to Music Alters Cell Viability and Cell Motility of Human Nonauditory Cells in Culture. Evid Based Complement Alternat Med. 2016.

40. Qiu L, Zhong Y, Xie Q, et al. Multi-Modal Integration of EEG-fNIRS for Characterization of Brain Activity Evoked by Preferred Music. Front Neurorobot. 2022, 16: 823435.

41. Song L, Li X, Chou Y, et al. Application of music therapy on psychosomatic disease. China Journal of Traditional Chinese Medicine and Pharmacy. 2019, 34 (9): 4186-4189.

42. Kanduri C, Raijas P, Ahvenainen M, et al. The effect of listening to music on human transcriptome. PeerJ. 2015, 3: e830.

43. Oikkonen J, Onkamo P, Järvelä I, et al. Convergent evidence for the molecular basis of musical traits. Sci Rep. 2016, 6: 39707.

44. Maranto C. Applications of music in medicine. Music therapy in health and education. 1993, 153-174.

45. American Music Therapy Association. What is music ther-

apy. 2022 .

46. Canga B，Azoulay R，Raskin J，et al. AIR：Advances in Respiration － Music therapy in the treatment of chronic pulmonary disease. Respir Med. 2015，109（12）：1532-1539.

47. Gutgsell KJ，Schluchter M，Margevicius S，et al. Music therapy reduces pain in palliative care patients：a randomized controlled trial. J Pain Symptom Manage. 2013，45（5）：822-831.

48. Thaut M，Hoemberg V. Handbook of neurologic music therapy. Oxford University Press，USA，2014.

49. Koenig J，Oelkers-Ax R，Kaess M，et al. Specific music therapy techniques in the treatment of primary headache disorders in adolescents：a randomized attention-placebo-controlled trial. The Journal of Pain. 2013，14（10）：1196-1207.

50. Bradt J，Dileo C，Shim M. Music interventions for preoperative anxiety. Cochrane Database of Systematic Reviews，2013，（6）：CD006908.

51. Leardi S，Pietroletti R，Angeloni G，et al. Randomized

clinical trial examining the effect of music therapy in stress response to day surgery. Journal of British Surgery. 2007, 94 (8): 943-947.

52. Palmer J B, Lane D, Mayo D, et al. Effects of music therapy on anesthesia requirements and anxiety in women undergoing ambulatory breast surgery for cancer diagnosis and treatment: a randomized controlled trial. Journal of Clinical Oncology. 2015, 33 (28): 3162-3168.

53. Chang SC, Chen CH. Effects of music therapy on women's physiologic measures, anxiety, and satisfaction during cesarean delivery. Res Nurs Health. 2005, 28 (6): 453-461.

54. Hilliard RE. A post-hoc analysis of music therapy services for residents in nursing homes receiving hospice care. J Music Ther. 2004, 41 (4): 266-281.

55. Jasemi M, Aazami S, Zabihi R E. The effects of music therapy on anxiety and depression of cancer patients. Indian Journal of Palliative Care. 2016, 22 (4): 455.

56. Bradt J, Dileo C, Magill L, et al. Music interventions for improving psychological and physical outcomes in

cancer patients. Cochrane Database Syst Rev. 2016,
（8）: 1-169.

57. Dileo C, Bradt J. Medical music therapy: evidence-
based principles and practices//International handbook
of occupational therapy interventions. New York:
Springer. 2009, 445-451.

58. Bonde L O, Wigram T. A comprehensive guide to music
therapy: theory, clinical practice, research and train-
ing. Philadelphia: Jessica Kingsley Publishers. 2002.

59. De Witte M, Pinho ADS, Stams GJ, et al. Music thera-
py for stress reduction: a systematic review and meta-
analysis. Health Psychol Rev. 2022, 16（1）: 134-159.

60. Davis WB. Ira Maximilian Altshuler: psychiatrist and pi-
oneer music therapist. J Music Ther. 2003, 40（3）:
247-263.

61. Bruscia KE, Burnett J, editors. Defining music therapy.
3rd ed. Barcelona Publishers; 2014.

62. De Witte M, Spruit A, van Hooren S, et al. Effects of
music interventions on stress-related outcomes: a sys-
tematic review and two meta-analyses. Health Psychol

Rev. 2020, 14 (2): 294-324.

63. Frohne-Hagemann I, Warja M, Pedersen I N, et al. Guided imagery & music (GIM) and music imagery methods for individual and group therapy. Philadelphia: Jessica Kingsley Publishers; 2015.

64. Summer L. Continuum of GIM practice graduate certificate program mission statement and competencies [Unpublished report]. Paxton: Anna Maria College; 2005. Submitted 2020 Sept. 9.

65. Magee W L. Why include music therapy in a neuro-rehabilitation team?. Faculty/Researcher Works.2019.

66. Greco A. Effects of music on anxiety and pain in the diagnosis and treatment of patients with breast cancer. Medicine. 2013.

67. Hilliard RE. The effects of music therapy on the quality and length of life of people diagnosed with terminal cancer. J Music Ther. 2003, 40 (2): 113-137.

68. Rodgers-Melnick S N, Matthie N, Jenerette C, et al. The effects of a single electronic music improvisation session on the pain of adults with sickle cell disease: a

mixed methods pilot study. J Music Ther. 2018, 55 (2): 156-185.

69. Haun M, Mainous RO, Looney SW. Effect of music on anxiety of women awaiting breast biopsy. Behav Med. 2001, 27 (3): 127-132.

70. Jespersen K V, Otto M, Kringelbach M, et al. A randomized controlled trial of bedtime music for insomnia disorder. Journal of Sleep Research. 2019, 28 (4): e12817.

71. Rossetti A, Chadha M, Torres B N, et al. The impact of music therapy on anxiety in cancer patients undergoing simulation for radiation therapy. International Journal of Radiation Oncology* Biology* Physics. 2017, 9 (1): 103-110.

72. Tsai H F, Chen Y R, Chung M H, et al. Effectiveness of music intervention in ameliorating cancer patients' anxiety, depression, pain, and fatigue: a meta-analysis. Cancer Nursing. 2014, 37 (6): E35-E50.

73. Gramaglia C, Gambaro E, Vecchi C, et al. Outcomes of music therapy interventions in cancer patients-a re-

view of the literature. Crit Rev Oncol Hematol. 2019, 138: 241-254.

74. Burns D S, Azzouz F, Sledge R, et al. Music imagery for adults with acute leukemia in protective environments: a feasibility study. Supportive Care in Cancer. 2008, 16 (5): 507-513.

75. Firmeza M A, Rodrigues A B, Melo G A A, et al. Control of anxiety through music in a head and neckoutpatient clinic: a randomized clinical trial. Revista da Escola de Enfermagem da USP. 2017, 51.

76. Hanedan Uslu G. Influence of music therapy on the state of anxiety during radiotherapy. Turkish Journal of Oncology/Türk Onkoloji Dergisi. 2017; 32 (4).

77. Kwekkeboom K L. Music versus distraction for procedural pain and anxiety in patients with cancer//Oncology Nursing Forum. 2003, 30 (3): 433-440.

78. Ghetti C M. Music therapy as procedural support for invasive medical procedures: Toward the development of music therapy theory. Nordic Journal of Music Therapy. 2012; 21 (1): 3-35.

79.Li X M，Zhou K N，Yan H，et al. Effects of music therapy on anxiety of patients with breast cancer after radical mastectomy：a randomized clinical trial. Journal of Advanced Nursing. 2012，68（5）：1145-1155.

80.O'Callaghan C，Sproston M，Wilkinson K，et al. Effect of self-selected music on adults' anxiety and subjective experiences during initial radiotherapy treatment：a randomised controlled trial and qualitative research. Journal of Medical Imaging and Radiation Oncology. 2012，56（4）：473-477.

81.Zhou K，Li X，Yan H，et al. Effects of music therapy on depression and duration of hospital stay of breast cancer patients after radical mastectomy. Chinese Medical Journal. 2011，124（15）：2321-2327.

82.Zhou K，Li X，Li J，et al. A clinical randomized controlled trial of music therapy and progressive muscle relaxation training in female breast cancer patients after radical mastectomy：results on depression，anxiety and length of hospital stay. European Journal of Oncology Nursing. 2015，19（1）：54-59.

83. Chen S C，Chou C C，Chang H J，et al. Comparison of group vs self-directed music interventions to reduce chemotherapy-related distress and cognitive appraisal：an exploratory study. Supportive Care in Cancer. 2018，26（2）：461-469.

84. Clark M，Isaacks-Downton G，Wells N，et al. Use of preferred music to reduce emotional distress and symptom activity during radiation therapy. J Music Ther. 2006；43（3）：247-265.

85. Tuinmann G，Preissler P，Böhmer H，et al. The effects of music therapy in patients with high-dose chemotherapy and stem cell support：a randomized pilot study. Psycho-Oncology. 2017，26（3）：377-384.

86. Krishnaswamy P，Nair S. Effect of music therapy on pain and anxiety levels of cancer patients：a pilot study. Indian Journal of Palliative Care. 2016，22（3）：307.

87. Burns D S. The effect of the bonny method of guided imagery and music on the mood and life quality of cancer patients. J Music Ther. 2001，38（1）：51-65.

88. Yates G J，Silverman M J. Immediate effects of single-

session music therapy on affective state in patients on a post-surgical oncology unit: A randomized effectiveness study. The Arts in Psychotherapy. 2015, 44: 57-61.

89.Gallagher L M, Lagman R, Rybicki L. Outcomes of music therapy interventions on symptom management in palliative medicine patients. American Journal of Hospice and Palliative Medicine. 2018, 35 (2): 250-257.

90.Wang Y, Tang H, Guo Q, et al. Effects of intravenous patient-controlled sufentanil analgesia and music therapy on pain and hemodynamics after surgery for lung cancer: a randomized parallel study. The Journal of Alternative and Complementary Medicine. 2015, 21 (11): 667-672.

91.Burns DS, Sledge RB, Fuller LA, et al. Cancer patients' interest and preferences for music therapy. J Music Ther. 2005, 42 (3): 185-199.

92.Stephensen C, Long J, Oswanski L, et al. Music therapy clinical self assessment guide. AMTA Professional Advocacy Group.1-39. 2008.

93.Bailey LM. The use of songs in music therapy with cancer

patients and their families. Music Therapy. 1984, 4 (1): 5-17.

94. Clements-Cortés A. Development and efficacy of music therapy techniques within palliative care. Complement Ther Clin Pract. 2016, 23: 125-129.

95. Hilliard RE. Music Therapy in Hospice and Palliative Care: a review of the empirical data. Evid Based Complement Alternat Med. 2005, 2 (2): 173-178.

96. Rodgers-Melnick SN, Pell T JG, Lane D, et al. The effects of music therapy on transition outcomes in adolescents and young adults with sickle cell disease. International Journal of Adolescent Medicine and Health. 2019, 31 (3).

97. Achey C, Brownell MD, Burns D, et al. Introduction to approaches in music therapy. Silver Spring. MD: American Music Therapy Association, Inc.; 2004.

98. Wheeler BL. Levels of therapy: the classification of music therapy goals. Music Therapy. 1987, 6 (2): 39-49.

99. Wheeler BL. A psychotherapeutic classification of music therapy practices: a continuum of procedures. Music

Therapy Perspectives. 1983，1（2）：8-12.

100. Arruda MA，Garcia MA，Garcia JB. Evaluation of the effects of music and poetry in oncologic pain relief：a randomized clinical trial. J Palliat Med. 2016，19（9）：943-948.

101. Bruscia KE. Defining music therapy. 2nd ed. Barcelona Publishers. 1998.

102. Grocke D，Wigram T. Receptive methods in music therapy：techniques and clinical applications for music therapy clinicians，educators and student. Philadelphia：Jessica Kingsley Publishers；2006.

103. He Y. The Impact of music relaxation on affect and relaxation of stressed female college students. Ohio University，2018.

104. Hooper J. Predictable factors in sedative music（PF-SM）：a tool to identify sedative music for receptive music therapy. Australian Journal of Music Therapy. 2012，23：59-74.

105. Robb SL，Nichols RJ，Rutan RL，et al. The effects of music assisted relaxation on preoperative anxiety. J Mu-

sic Ther. 1995，32（1）：2-21.

106.Saperston BM. Music based models for altering physiological responses. Current Research in Arts Medicine. Chicago Review Press，Chicago，USA. 1993：379-382.

107.Nakajima Y，Tanaka N，Mima T，et al. Stress recovery effects of high-and low-frequency amplified music on heart rate variability. Behavioural Neurology. 2016.

108.Steblin R. A history of key characteristics in the eighteenth and early nineteenth centuries. 2002.

109.Martin-Saavedra J S，Vergara-Mendez L D，Pradilla I，et al. Standardizing music characteristics for the management of pain：a systematic review and meta-analysis of clinical trials. Complementary Therapies in Medicine.2018，41：81-89.

110.Tan X，Yowler C J，Super D M，et al. The interplay of preference，familiarity and psychophysical properties in defining relaxation music. J Music Ther. 2012，49（2）：150-179.

111.Pelletier C L. The effect of music on decreasing arousal

due to stress：a meta-analysis. J Music Ther. 2004，41
（3）：192-214.

112.Nakajima Y，Tanaka N，Mima T，et al. Stress recov-
ery effects of high-and low-frequency amplified music
on heart rate variability. Behavioural Neurology. 2016.

113.Pérez-Lloret S，Diez JJ，Domé MN，et al. Effects of
different" relaxing" music styles on the autonomic ner-
vous system. Noise& Health. 2014，16（72）：279-
284.

114.Fried R. Integrating music in breathing training and re-
laxation：I. background，rationale，and relevant ele-
ments. Biofeedback Self Regul. 1990，15（2）：161-
169.

115.Doll A，Hölzel B K，Bratec S M，et al. Mindful atten-
tion to breath regulates emotions via increased amygda-
la—prefrontal cortex connectivity. Neuroimage. 2016，
134：305-313.

116.Gerdner LA. Evidence-based guideline：individualized
music for persons with dementia（6th edition）. In M.
Titler（Ed.）. Ann Arbor（MI）：National Nursing

Practice Network; University of Michigan, School of Nursing. 2018.

117.Hanser S B. Music therapy to reduce anxiety, agitation, and depression. Nurs Home Med. 1996, 10: 286-291.

118.Hanser S B. Relaxing through pain and anxiety at the extremities of life – applications of music therapy in childbirth and older adulthood. Clinical Applications of Music Therapy in Psychiatry. 1999, 158-175.

119.Kibler V E, Rider M S. Effects of progressive muscle relaxation and music on stress as measured by finger temperature response. Journal of Clinical Psychology. 1983, 39 (2): 213-215.

120.Metzler R, Berman T. The effects of sedative music on the anxiety of bronchoscopy patients. Applications of Music in Medicine. 1991, 163-178.

121. Saperston B M. Music-based individualized relaxation training (MBIRT): a stress-reduction approach for the behaviorally disturbed mentally retarded. Music Therapy Perspectives. 1989, 6 (1): 26-33.

122. Merchant C E. Burnout in human services: Cognitive

behavioral therapy and music relaxation techniques /
Merchant, Cheryl E. Capella University: ProQuest
Dissertations Publishing; 2015.

123. Bulfone T, Quattrin R, Zanotti R, et al. Effectiveness
of music therapy for anxiety reduction in women with
breast cancer in chemotherapy treatment. Holist Nurs
Pract. 2009, 23 (4): 238-242.

124. Bultz BD, Carlson LE. Emotional distress: the sixth vi-
tal sign--future directions in cancer care. Psychooncol-
ogy. 2006, 15 (2): 93-95.

125. Chen X, Wei Q, Jing R, Fan Y. Effects of music ther-
apy on cancer-related fatigue, anxiety, and depres-
sion in patients with digestive tumors: a protocol for
systematic review and meta-analysis. Medicine (Balti-
more) . 2021, 100 (22): e25681.

126. Chanda ML, Levitin DJ. The neurochemistry of music.
Trends Cogn Sci. 2013, 17 (4): 179-193.

127. McConnell T, Scott D, Porter S. Music therapy for
end-of-life care: an updated systematic review. Pallia-
tive Medicine. 2016, 30 (9): 877-883.

128. Bradt J，Potvin N，Kesslick A，et al. The impact of music therapy versus music medicine on psychological outcomes and pain in cancer patients：a mixed methods study. Supportive Care in Cancer. 2014，23（5）：1261-1271.

129. Lin CL，Hwang SL，Jiang P，et al. Effect of music therapy on pain after orthopedic surgery—a systematic review and meta-analysis. Pain Practice. 2020，20（4）：422-436.

130. Wang Y，Tang H，Guo Q，et al. Effects of intravenous patient-controlled sufentanil analgesia and music therapy on pain and hemodynamics after surgery for lung cancer：a randomized parallel study. The Journal of Alternative and Complementary Medicine. 2015，21（11）：667-672.

131. Schaal NK，Brückner J，Wolf OT，et al. The effects of a music intervention during port catheter placement on anxiety and stress. Scientific Reports. 2021，11（1）：1-10.

132. Karagozoglu S，Tekyasar F，Yilmaz FA. Effects of mu-

sic therapy and guided visual imagery on chemothera-py-induced anxiety and nausea – vomiting. Journal of Clinical Nursing. 2013, 22 (1-2): 39-50.

133. Lesiuk T. The development of a mindfulness-based mu-sic therapy (MBMT) program for women receiving ad-juvant chemotherapy for breast cancer. Healthcare. 2016, 4 (3): 53.

134. Yoon YH, Yoon HJ, Lee SK, et al. The effects of the communication accompanied with music therapy on the anxiety of the patients during the MRI examination. Journal of the Korea Academia-Industrial Cooperation Society. 2016, 17 (3): 93-102.

135. Walworth DD. Effect of live music therapy for patients undergoing magnetic resonance imaging. J Music Ther. 2010, 47 (4): 335-350.

136. Zhang TT, Fan Z, Xu SZ, et al. The effects of music therapy on peripherally inserted central catheter in hos-pitalized children with leukemia. Journal of Psychoso-cial Oncology. 2022; 1-11.

137. Mou Q, Wang X, Xu H, et al. Effects of passive mu-

sic therapy on anxiety and vital signs in lung cancer patients undergoing peripherally inserted central catheter placement procedure. The Journal of Vascular Access. 2020; 21 (6): 875-882.

138. Lesiuk T. The effect of mindfulness-based music therapy on attention and mood in women receiving adjuvant chemotherapy for breast cancer: a pilot study//Oncology nursing forum. 2015, 42 (3).

139. Lin M F, Hsieh YJ, Hsu YY, et al. A randomised controlled trial of the effect of music therapy and verbal relaxation on chemotherapy-induced anxiety. Journal of Clinical Nursing, 2011, 20 (7-8): 988-999.

140. Nardone V, Vinciguerra C, Correale P, et al. Music therapy and radiation oncology: state of art and future directions. Complementary Therapies in Clinical Practice. 2020, 39: 101124.

141. O' steen L, Lockney NA, Morris CG, et al. A prospective randomized trial of the influence of music on anxiety in patients starting radiation therapy for cancer. International Journal of Radiation Oncology* Biology*

Physics. 2021, 109（3）：670-674.

142. Hanedan-Uslu G. Influence of music therapy on the state of anxiety during radiotherapy. Turkish Journal of Oncology/Türk Onkoloji Dergisi. 2017, 32（4）.

143.O'Callaghan C, Sexton M, Wheeler G. Music therapy as a non-pharmacological anxiolytic for paediatric radiotherapy patients. Australasian radiology. 2007, 51（2）：159-162.

144. Degli Stefani M, Biasutti M. Effects of music therapy on drug therapy of adult psychiatric outpatients：a pilot randomized controlled study. Frontiers in Psychology. 2016, 7：1518.

145.Egenti NT, Ede MO, Nwokenna EN, et al. Randomized controlled evaluation of the effect of music therapy with cognitive-behavioral therapy on social anxiety symptoms. Medicine（Baltimore）. 2019, 98（32）：e16495.

146. Jang S. Developing music-based emotion regulation（MBER）：a theoretical model for age-related depression prevention. The Arts in Psychotherapy. 2021, 74：

101769.

147. Mössler K，Chen X J，Heldal T O，et al. Music thera-
py for people with schizophrenia and schizophrenia-
like disorders. Cochrane Database of Systematic Re-
views. 2011；（12）.

148. Gallego M G，García J G. Music therapy and alzheim-
er's disease：cognitive，psychological，and behav-
ioural effects. Neurología（English Edition）. 2017，
32（5）：300-308.

149. Raglio A，Bellelli G，Traficante D，et al. Efficacy of
music therapy in the treatment of behavioral and psychi-
atric symptoms of dementia. Alzheimer Disease & Asso-
ciated Disorders. 2008，22（2）：158-162.

150. Huang J，Yuan X，Zhang N，et al. Music therapy in
adults with COPD. Respir Care. 2021，66（3）：501-
509.

151. Geretsegger M，Elefant C，Mössler KA，et al. Music
therapy for people with autism spectrum disorder. Co-
chrane Database Syst Rev. 2014，2014（6）：
CD004381.

152.Gold C，Wigram T，Elefant C. Music therapy for autistic spectrum disorder. Cochrane Database Syst Rev. 2006，（2）：CD004381.

153.Reschke-Hernández AE. History of music therapy treatment interventions for children with autism. J Music Ther. 2011，48（2）：169-207.

154. Spiro N，Tsiris G，Cripps C. A systematic review of outcome measures in music therapy. Music Therapy Perspectives. 2018，36（1）：67-78.

155.Pacchetti C，Mancini F，Aglieri R，et al. Active music therapy in Parkinson's disease：an integrative method for motor and emotional rehabilitation. Psychosomatic Medicine. 2000，62（3）：386-393.

156. Grimm T，Kreutz G. Music interventions and music therapy in disorders of consciousness - a systematic review of qualitative research. Arts Psychother. 2021；74：101782.

157.Froutan R，Eghbali M，Hoseini SH，et al. The effect of music therapy on physiological parameters of patients with traumatic brain injury：A triple-blind randomized controlled clinical trial. Complement Ther Clin Pract. 2020, 40: 101216.

158.Thaut M H, Gardiner J C, Holmberg D, et al. Neurologic music therapy improves executive function and emotional adjustment in traumatic brain injury rehabilitation. Annals of the New York Academy of Sciences, 2009; 1169(1): 406-416.

159.Kim DS, Park YG, Choi JH, Im SH, Jung KJ, Cha YA, Jung CO, Yoon YH. Effects of music therapy on mood in stroke patients. Yonsei Med J. 2011, 52（6）: 977-981.

160.Thaut M H, McIntosh G C. Neurologic music therapy in stroke rehabilitation. Current Physical Medicine and Rehabilitation Reports. 2014, 2（2）: 106-113.

161.Tang L, Wang H, Liu Q, et al. Effect of music intervention on pain responses in premature infants undergoing placement procedures of peripherally inserted central venous catheter: a randomized controlled trial. European Journal of Integrative Medicine. 2018, 19: 105-109.

162. American Music Therapy Association. American music therapy association code of ethics. 2022.